W. Lorini

LEÇONS DE TAI CHI CHUAN

ÉDITIONS DE VECCHI S.A.
52, rue Montmartre
75002 PARIS

Malgré l'attention portée à la rédaction de cet ouvrage, l'auteur ou son éditeur ne peuvent assumer une quelconque responsabilité du fait des informations proposées (formules, recettes, techniques, etc.) dans le texte.
Il est conseillé, selon les problèmes spécifiques – et souvent uniques – de chaque lecteur, de prendre l'avis de personnes qualifiées pour obtenir les renseignements les plus complets, les plus précis et les plus actuels possible.

Sans l'incitation de mes élèves et sans les précieux conseils de mes maîtres chinois, je n'aurais probablement jamais écrit ce livre. Je tiens ici à remercier les uns et les autres et souhaite ardemment que mon travail contribue, à sa manière, à faire connaître cette passionnante et belle discipline qu'est le tai chi chuan.
Merci à George Xu, l'auteur des idéogrammes de ce livre et l'actuel maître de mon perfectionnement.
Je dédie ce livre à ma famille, à mon épouse Li Ming, qui m'a introduit à cette discipline et m'a fait rencontrer les plus grands maîtres actuels de tai chi chuan.

Photographies de M. Giberti

Traduction de Céline Vielfaure

Imprimé en Italie

INTRODUCTION

Ce livre est une introduction au Taiji quan, fascinante discipline plus connue des adeptes sous le nom de tai chi chuan, qui, depuis sa récente introduction en Europe, connaît un succès croissant.

Je me suis appliqué ici à décrire aussi clairement que possible la technique de cet art martial, afin de montrer les effets bénéfiques, au quotidien, que peut apporter une pratique régulière et bien comprise du tai chi chuan.

Comment une technique vieille de plus de trois millénaires a-t-elle pu ainsi perdurer et faire l'objet, aujourd'hui encore, d'études approfondies et de pratique assidue ? On ne peut comprendre la richesse de cet art sans connaître les principaux aspects qui en sont à la base : son histoire, la théorie qui le fonde, les bénéfices directs sur l'individu et, enfin, sa pratique.

À première vue, le tai chi chuan ressemble surtout à une sorte de danse composée de mouvements lents et continus. En Chine, on peut voir tôt le matin des groupes de gens dans les parcs publics effectuer de lents mouvements, si lents qu'ils sont presque imperceptibles ; et ce spectacle semblerait pour le moins curieux, pour ne pas dire incongru, aux mentalités occidentales qui ont une tout autre idée du mouvement. Un pratiquant assidu de tai chi chuan pourra par exemple rester immobile durant des dizaines de minutes devant une plante, au bord de l'atteindre, presque comme pour l'étreindre, et ressentir par cette attitude de mystérieuses sensations.

Littéralement, tai chi chuan signifie « boxe de la suprême polarité ». C'est à la fois un exercice de défense et une technique thérapeutique pour rester en bonne santé, qui combine la théorie taoïste chinoise des opposés yin et yang à celle des cinq éléments.

Le mouvement lent qui caractérise le tai chi chuan n'est pas qu'une gymnastique douce. Il allie les techniques d'arts martiaux à la circulation du Qi, l'énergie ou souffle interne, en utilisant les techniques de *stretching* des muscles profonds, formant ainsi un exercice complet tant du point de vue physique que mental. Un entraînement de tai chi chuan fait travailler toutes ces parties internes du corps d'ordinaire peu utilisées par l'homme occidental, comme les muscles intercostaux durant le mouvement, le diaphragme pour la respiration, les appareils tendineux, la puissance des os.

Petit à petit, le corps s'assouplit, et cette simple conséquence, déjà, est bénéfique pour toute personne qui avance en âge. En effet, plus le corps vieillit, plus il a tendance à se raidir, ce qui favorise l'émergence de troubles comme les douleurs articulaires et, par conséquent, donne lieu à des états de nervosité et de tension musculaire.

La vie quotidienne actuelle, dont le rythme s'est accéléré jusqu'à devenir frénétique, ne laisse que très peu de temps pour s'occuper de sa santé. Lorsque les problèmes arrivent, on pense surtout à les éliminer le plus vite possible, et le premier réflexe, bien souvent, sera de prendre des médicaments. Or il est parfois possible de faire autrement. Il a été démontré que de nombreuses pathologies pouvaient être soignées par le mental, en combinant l'utilisation de l'énergie et le corps, avec pour résultat le même soulagement que celui que procure un médicament. Grâce à un entraînement constant, des moines chinois ont découvert qu'une association judicieuse de l'énergie physique et mentale permettait de se défendre efficacement, que ce soit contre un adversaire ou une maladie, et de rester en bonne santé jusqu'à un âge très avancé. Un corps sain et entraîné, mais surtout conscient et intelligent, est mieux armé pour se défendre contre les nombreux problèmes occasionnés par une déficience de l'équilibre général. Se défendre, garder cet équilibre et améliorer sa propre santé sont les simples objectifs de toute personne pratiquant le tai chi chuan. Seule une pratique constante peut réellement changer la manière de sentir son corps. Le tai chi chuan est l'une des voies les plus sûres pour arriver à la conscience de ses propres capacités, à condition toutefois de ne pas vouloir tout apprendre du premier coup ni abandonner à la première difficulté. Enfin, c'est en pratiquant vous-même le tai chi chuan, cette discipline que je ne fais que vous présenter succinctement dans ce livre, que vous pourrez vraiment comprendre ce dont il s'agit.

La discipline ancestrale du tai chi chuan est de plus en plus pratiquée dans le monde

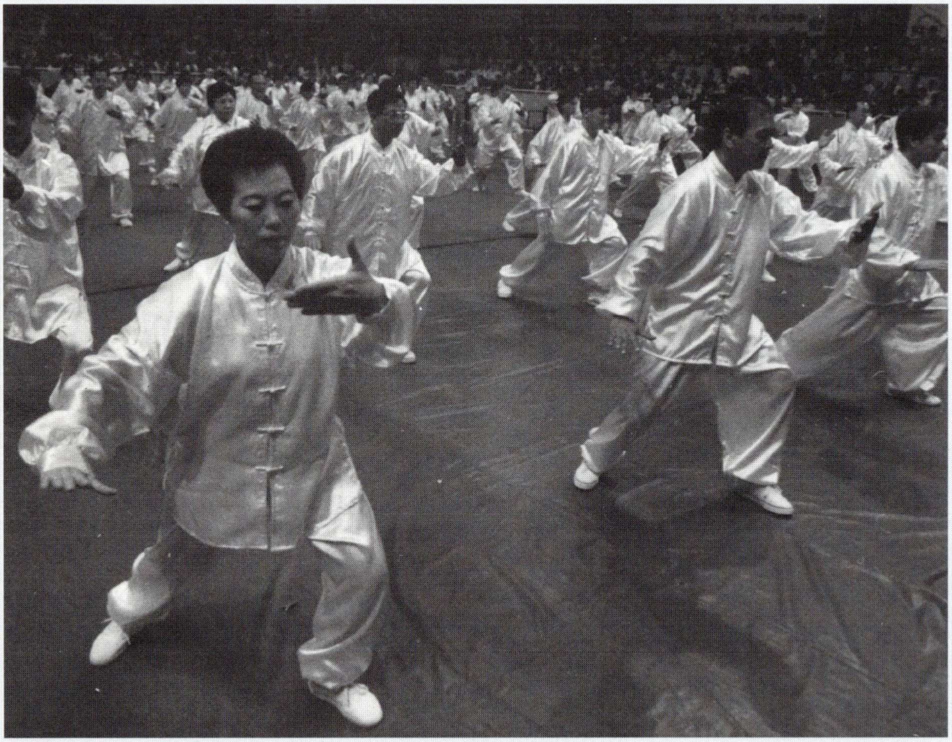

HISTOIRE, TECHNIQUE ET THÉORIE

HISTORIQUE

Il n'est pas question ici de retracer l'histoire complète du tai chi chuan, car cette tâche ferait à elle seule l'objet d'un ouvrage entier. Dans ce chapitre ne seront ainsi abordées que les quatre périodes clés du développement de cet art :

1. Avant le village Chen ou le mont Wu Tang.
2. La période du village Chen.
3. La diffusion au-delà du village Chen.
4. De la République populaire à nos jours.

Cette fraction en différentes périodes émane des autorités officielles chinoises, celles-ci ayant eu soin d'occulter certains événements, en particulier ceux postérieurs à la Révolution culturelle.

L'ORIGINE DU TAI CHI CHUAN AVANT LE VILLAGE CHEN OU LE MONT WU TANG (DE 5000 AVANT J.-C. À 1644 APRÈS J.-C.)

La naissance du tai chi chuan se situe dans les doctrines taoïstes relatives aux pratiques de revitalisation. Ces dernières utilisent des mouvements d'expansion et d'extension, associés à des techniques de respiration, dans le but d'augmenter et d'améliorer le passage du Qi dans le corps. Les techniques du Qi gong pratiquées sous la dynastie Liang (502-557 après J.-C.), comme le jeu des cinq animaux du docteur Hua Tuo, sont aujourd'hui très connues et communément pratiquées. Elles sont considérées comme émanant du tai chi chuan car elles présentent, en succédané, les principes de base de la discipline. À l'époque de l'apparition du Qi gong, le tai chi chuan ne s'appelait pas encore ainsi. En effet, ce n'est qu'ultérieurement que l'on trouve les premières traces du nom tai chi chuan.
Le fondateur, ou celui à qui de nombreux historiens attribuent la naissance du tai chi chuan, serait le moine taoïste Zhang San Feng qui, selon la légende, aurait vécu de 1247 à 1460 après J.-C., traversant les dynasties septentrionales de Song (960-1279 après J.-C.), de Yuan (1279-1368 après J.-C.) et le début de celle de Ming (1368-1644 après J.-C.). La légende affirme que l'ermite élabora son art sous l'impulsion d'une intuition subite, avec toutefois deux versions

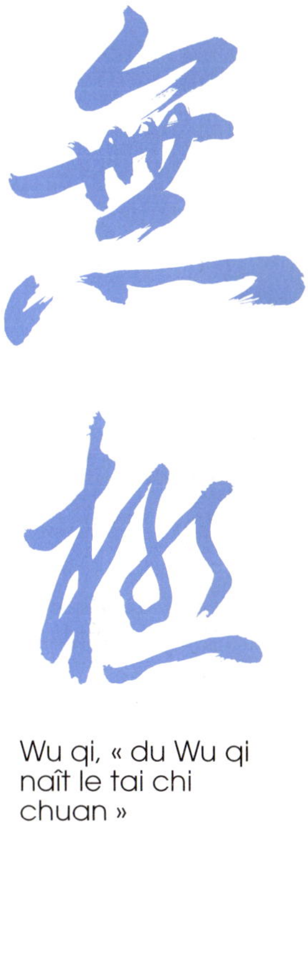

Wu qi, « du Wu qi naît le tai chi chuan »

différentes de l'histoire. La première, rapportée dans le traité *Taiji quan shi yi*, raconte que lors d'une de ses longues périodes d'ermitage, un jour, par hasard, Zhang fut témoin d'une lutte entre une grue et un serpent. Méditant sur ce qu'il avait vu, il inventa le tai chi chuan, combinaison des mouvements agiles de la grue et de ceux, souples et flexibles, du serpent. L'autre version affirme que c'est l'empereur Nero qui suggéra en songe cette méthode de combat à Zhang San Feng. Ou plus simplement peut-être, comme le suggère l'historien Li Yang Ang dans son ouvrage *Zhang San Feng he tade Taiji quan*, Zhang San Feng s'est-il contenté de modifier quelques-unes des techniques Shaolin, trop rigides et dispendieuses d'énergie, en y insérant les concepts taoïstes d'alchimie interne appris au mont Wu Tang.

On raconte que Zhang San Feng vécut plus de deux cents ans et que l'empereur Ming lui décerna, en 1459, le titre d'immortel.

Une autre tradition attribue l'origine de cette technique à Wang Zong Yue, le premier à lui donner le nom de tai chi chuan, et se réfère à la théorie taoïste du yin et du yang. L'on sait toutefois aujourd'hui, avec quasi-certitude, que Wang Zong Yue se contenta de rassembler dans un traité les principes du tai chi chuan, se faisant ainsi passer pour le véritable fondateur. C'est fort probablement un de ses élèves qui apporta cette connaissance au village Chen.

LA PÉRIODE DU VILLAGE CHEN (DE 1644 À 1800)

Pour bien des historiens, la naissance du tai chi chuan n'est pas si ancienne que cela. Elle remonterait à l'époque du général Chen Wang Ting (1600-1680), un officier expert en arts martiaux qui sut allier son expérience personnelle aux notions évoquées dans deux livres majeurs de l'époque : le *Classique martial en trente-deux positions* et le *Classique taoïste de la cour jaune*. Dans ces traités on ne parle pas spécifiquement de tai chi chuan, ce qui présuppose qu'il n'existait pas encore comme tel ou alors qu'il n'était pas une discipline encore très répandue, du moins sous ce nom-là.

Au sein du village Chen, avant Chen Wang Ting, on enseignait en priorité le Tong bei de Shaolin. Lorsque Chen revint de guerre en 1644, libéré de ses engagements, il se mit à enseigner un nouveau type d'exercice aux membres de sa famille et du village, modifiant ainsi le style Shaolin et introduisant les concepts de yin et de yang propres au taoïsme. Ce genre nouveau devint bien vite une autre forme de combat très pratiquée par tous les habitants du village. Chen avait codifié cinq formes du style, mais, déjà à l'époque de Chen Chang Xing (1771-1853), les typologies stylistiques étaient devenues extrêmement nombreuses. Ce maître, dit-on, était capable, de son siège, de faire voler au loin qui venait l'attaquer, et on l'appelait « le seigneur droit », car il était très habile dans la technique de « garder le milieu ». Une anecdote raconte qu'un jour, alors qu'il était déjà très vieux, il assista à un spectacle de théâtre pour lequel la foule se pressait en masse et qu'il resta tout le temps immobile et droit à sa place en dépit des poussées et des coups qui fusaient autour de lui, comme s'il était planté dans le sol. C'est à lui que l'on doit une nouvelle codification et simplification du style. La « descendance » du style Chen se divisa en deux branches principales, qui restèrent telles quelles durant quatorze générations, puis d'autres ramifications se sont formées. Parmi les plus importantes, citons celles de Chen You Ben et de Chen Qing Ping qui, par la technique dite de la « petite forme » (Xiaojia), surent moderniser le style et le rendre moins martial. Chen Chang Xing, lui, continua d'enseigner ladite « grande forme » (Dajia).

PROPAGATION DE L'ART AU-DELÀ DU VILLAGE CHEN (1800-1949)

Les premières divisions internes au sein de la famille Chen contribuèrent à divulguer l'essence même des techniques à de nouvelles familles qui y apportèrent leurs modifications. Le plus célèbre des groupes dits dérivés du style Chen est sans conteste celui de Yang Lu Chan (1799-1872), le précurseur de l'actuel style Yang. Cet homme travaillait comme employé dans une épicerie de Pékin quand, un beau jour, un moine pénétra dans le magasin pour demander l'aumône. Le moine jugea le don insuffisant et, pris de colère, se saisit d'une grosse pierre qu'il jeta à l'entrée du magasin. S'ensuivit un bref combat entre le patron de l'épicerie et le moine, que l'épicier remporta bien vite par des mouvements souples et agiles. Curieux, Yang demanda à son patron quelle était cette méthode de combat car, à l'époque, si Yang avait pourtant étudié le Shaolin, il n'avait néanmoins jamais rien vu d'aussi efficace. Le patron lui répondit qu'il s'agissait de tai chi chuan, un art martial typique de son village, dont il n'était point expert mais qui lui avait permis toutefois de vaincre facilement le moine. L'épicier présenta Yang à Chen Chang Xing, et Yang apprit du maître la technique de la « mise en forme », l'essence même de l'art lui étant encore non dévoilée. Trois ans plus tard, Yang perdit au combat et décida alors de retourner au village, où il étudia à nouveau pour améliorer son mode de combat. Le maître, qui était alors très vieux, perçut la détermination de Yang et décida de lui transmettre tous les secrets de l'art.

Puis, un beau jour, Yang provoqua un moine en duel et le tua. En fuite, il se réfugia à Pékin, et c'est alors que commença l'ascension du style Yang, introduit et pratiqué jusqu'à la cour impériale.

Yang Lu Chan avait un élève du nom de W'u Yu Xiang (1812-1880), qui, ne pouvant suivre l'enseignement du maître Chen Chang Xing devenu trop vieux, s'adressa au maître

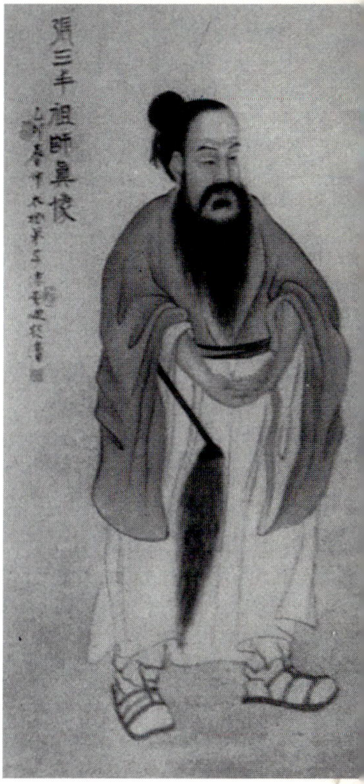

L'immortel Zhang San Feng

du village voisin, Chen Qing Ping (1795-1868), qui connaissait parfaitement le style Chen. Avec W'u Yu Xiang naquit une autre branche du tai chi chuan, celle du style W'u.

Yang Ban Hou, second fils de Yang Lu Chan, eut un élève du nom de Wu Jian Quan (1870-1942), qui codifia l'actuel style Wu. Un autre maître célèbre de style Chen de la 17e génération fut Chen Fa Ke (1887-1957), qui eut deux fils : le premier, Chen Zhao Kui (1928-1981), enseigna à Shanghai jusqu'en 1966 et instruisit des maîtres tels que He Bing Quan, Ma Hong et Chen Zhao Xu, le père de Chen Xiao Wang.

L'autre fils de Yang Lu Chan, Yang Jian Hou (1839-1917), eut trois fils, dont Yang Chao Hsioung et Chao Chin (1883-1936), surnommé Chen Fu. Ce dernier est peut-être le plus célèbre de tous les maîtres. Bien qu'ayant commencé fort tard à pratiquer le tai chi chuan, il eut à cœur de maintenir le style à la mort de son père. C'est à lui que l'on doit l'actuelle forme longue 108 du style Yang.

Aujourd'hui, les représentants les plus célèbres des deux styles sont Chen Xiao Wang pour le style Chen et Yang Zhen Duo pour le Yang. Mais le développement actuel de ces styles dans le monde est surtout dû à de nombreux élèves qui, pour la plupart, n'ont aucun lien de parenté avec ces familles. C'est le cas pour Cheng Man Ching (1901-1975), un homme de lettres qui eut le mérite de traduire les manuels classiques de tai chi chuan et de les divulguer aux États-Unis. Son gendre, Fu Zhong Wen, enseigna à Shanghai jusqu'à sa mort, il y a quelques années. Citons enfin ceux qui ont propagé cet art en Occident : George Xu, Yang Jwing Ming, Liang Shou Yu et Jou Tsung Hwa, et de nombreux autres maîtres chinois et occidentaux qui enseignent actuellement dans le monde entier.

DE LA NAISSANCE DE LA RÉPUBLIQUE POPULAIRE À NOS JOURS

Ces dernières années, avec l'ouverture culturelle de la Chine, cette discipline s'est vue largement diffusée en Occident.

Parmi les prérogatives gouvernementales de la Chine se trouve celle de maintenir, à peu de frais, l'ensemble de la population en bonne santé. Pour atteindre cet objectif, il est nécessaire d'utiliser les techniques ancestrales. C'est ce que l'administration chinoise propose au peuple, en ayant soin, au préalable, d'enlever de l'enseignement du tai chi chuan tout le contenu martial. Reste alors une discipline de maintien de la forme et d'hygiène de vie. Dans les universités et groupements sportifs des communes sont formés des enseignants qui seront par la suite envoyés dans les parcs des grandes villes afin de faire pratiquer cette discipline gratuitement à toute la population. Parallèlement à cette diffusion massive, organisée et codifiée par l'administration chinoise, les membres de la descendance directe des styles ont continué d'enseigner la discipline en Chine et à l'étran-

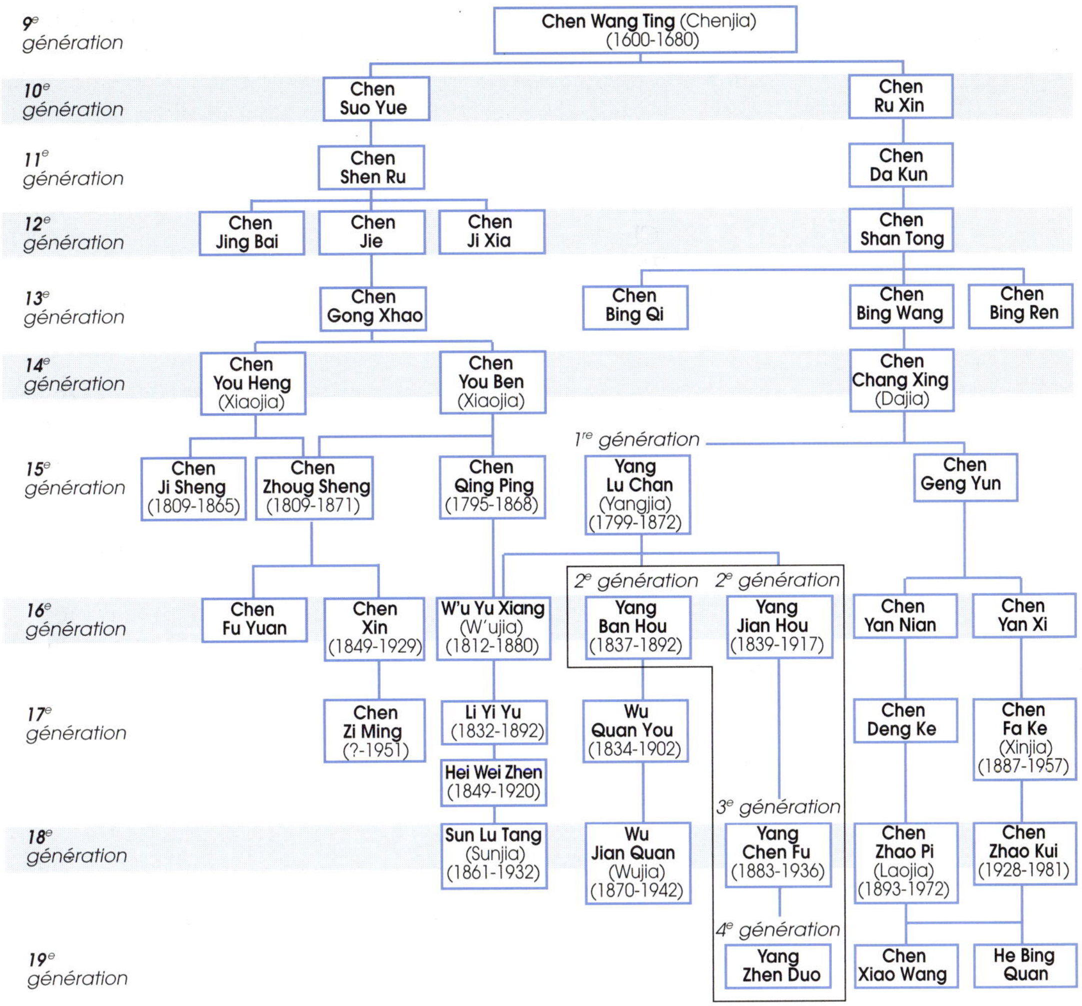

Arbre généalogique du tai chi chuan, de l'époque du village Chen à nos jours. De Yang Lu Chan part la généalogie propre de la famille Yang

ger. En Occident, ils furent souvent considérés au premier abord avec circonspection, voire méfiance, car certains croyaient avoir affaire, en leurs personnes, à des émissaires du gouvernement chinois. Précisons ici que les choses ont un peu évolué en Chine, surtout après la mort de Mao-Tsé-Tung. En effet une réévaluation des techniques de tai chi chuan a été faite, et celles-ci sont désormais enseignées par les familles d'antique tradition comme la famille Chen et la famille Yang.

COMMENT DISTINGUER LES DIVERSES SORTES DE TAI CHI CHUAN

Au début des années 1970 en Europe, on ne connaissait du tai chi chuan que le style Yang, c'est-à-dire un mouvement lent qui évoquait plus une gymnastique qu'un art martial. À partir de 1985, les changements culturels et politiques ayant amené la Chine à s'ouvrir à l'Occident, la connaissance du tai chi

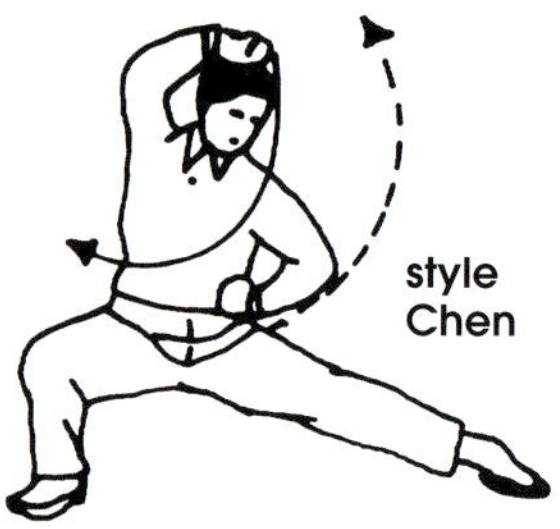

chuan dans le monde occidental s'aiguise et l'on apprend bien vite que le Yang n'est en réalité qu'un seul des cinq styles Neija du tai chi tel qu'il est pratiqué et enseigné en Chine. Les paragraphes qui suivent définissent et illustrent ces cinq styles différents, soulignant les spécificités propres à chacun et montrant le lien qui unit le style Wu Tang aux styles modernes.

LE STYLE CHEN

Deux styles sont nés du style Chen : l'ancien style, nommé Laojia, codifié par Chen Zhao Pi (1893-1972), et le nouveau, nommé Xinjia, apparu dès Chen Fa Ke (1887-1957). Comprenant cinq formes à l'origine, il se résume aujourd'hui à deux formes principales : Diyilu et Paochui. Dans ce style, les mouvements suivent des spirales très serrées, et les positions sont amples. Certains mouvements comprennent des saccades et des explosions qui ont été éliminées dans d'autres styles de tai chi chuan. Les caractéristiques principales sont résumées dans les points suivants :

- continuer à changer par des flexions ;
- continuer à frapper après avoir terminé le geste technique ;
- garder le corps comme une sphère ;
- utiliser l'ouverture et la fermeture du corps.

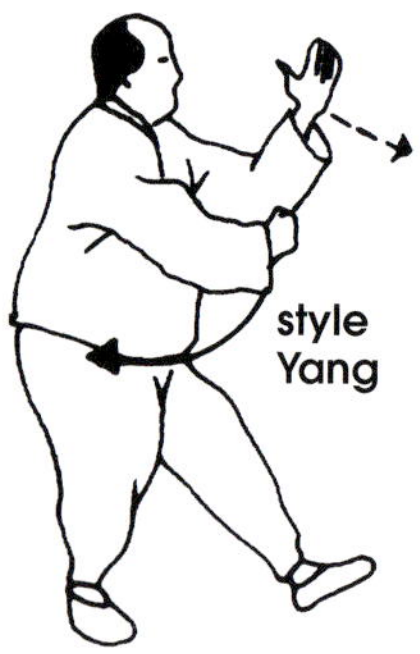

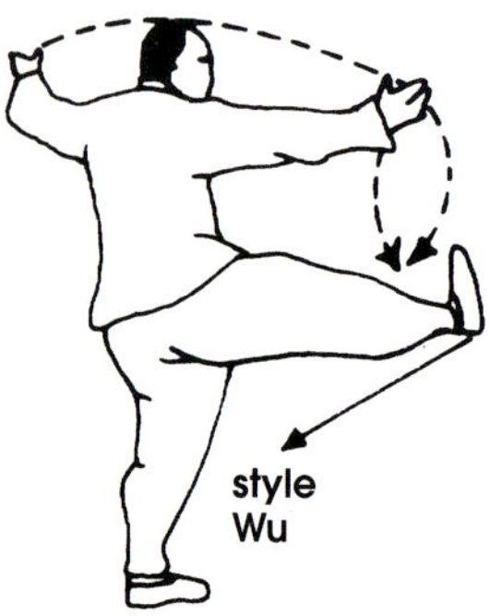

De par ses caractéristiques, il est adapté aux plus jeunes et à tous ceux qui recherchent l'aspect martial du tai chi chuan. Pour une utilisation de combat, c'est en effet la forme la plus complète.

LE STYLE YANG

C'est le type de tai chi chuan le plus répandu dans le monde. Caractérisé par des mouvements lents et continus, il est accessible à tous et son apprentissage est relativement simple. Né d'une évolution du style Chen, il a subi au cours des ans des simplifications en vue de le rendre plus accessible, en premier lieu à la cour impériale, ensuite au peuple. Actuellement, il est pratiqué sous la forme 108 positions de Yang Chen Fu. La forme 24 positions dite de Pékin et la forme 37 positions de l'école de Chen Man Ching sont elles aussi très répandues. Le Yang, avec ses mouvements doux, est conseillé à tous ceux qui cherchent à améliorer leur capacité de relaxation et de concentration par le biais du tai chi chuan.
Ses caractéristiques principales sont :

- une stabilité des positions ;
- une continuité, comme si les mouvements étaient des ondes ;
- la souplesse des techniques ;
- des passages uniformes, tel le vol majestueux d'un aigle.

LE STYLE WU

C'est le principal style dérivé du Yang, dont il a pris les

caractéristiques de mouvement naturel, continu et détendu. Pour le distinguer du précédent, son fondateur Wu Jian Quan (1870-1942) a introduit des vrilles et torsions du buste, qui posent la colonne vertébrale comme pivot central. Pour exécuter les mouvements de ce style, le corps doit être légèrement incliné en avant. Après le style Yang et Chen, c'est le plus couramment pratiqué.
Ses caractéristiques principales sont :

- un équilibre central dans chaque position ;
- une grande concentration et l'intervention de la volonté ;
- une radicalisation dans le terrain ;
- une sensibilité dans les changements continus.

LE STYLE W'U

Peu connu, dérivé des styles petit Chen, Xiaojia et Chen Qing Ping (1795-1868), il se caractérise par des mouvements serrés, le corps droit, et des positions petites, effectuées pratiquement debout.
Il est surtout axé sur la circulation du Qi interne, par rapport aux positions basses et aux torsions des autres méthodes. Nonobstant l'apparente simplicité, c'est l'un des styles les plus difficiles à pratiquer et, pour cette raison, il ne jouit pas d'une grande popularité au-delà des frontières chinoises. Ceux qui l'ont choisi s'attachent généralement à retrouver, pour ensuite recréer le plus fidèlement possible, la forme la plus traditionnelle qui soit.

LE STYLE SUN

Dernier né des cinq styles Neijia, il a pris pour caractéristique principale l'essence du Ba gua. Son fondateur est Sun Lu Tang (1861-1932), l'un des plus grands maîtres de ce style. Ce dernier étudia auprès de He Wei Zhen (1849-1920), un descendant du style de la famille W'u.
Cette union engendra un style marqué par des mouvements continus vers l'avant et vers l'arrière, aux caractéristiques variant en fonction des familles Yang, Chen et W'u. Les mouvements sont rigides mais peuvent être aussi parfois sinueux. Ce style s'adresse à ceux qui possèdent déjà une bonne connaissance des styles internes et recherchent surtout une technique de perfectionnement.

LE TAI CHI CHUAN DU WU TANG

Depuis quelques années déjà, on voit émerger la recherche d'un style puisant plus directement aux sources du tai chi chuan, celui du mont Wu Tang. Cette démarche a donné naissance à un tai chi chuan caractérisé par les mouvements de deux styles internes, le Hsing I et le Ba gua, combinés avec ceux du yin et du yang.
Ce style forme un ensemble de

style Sun
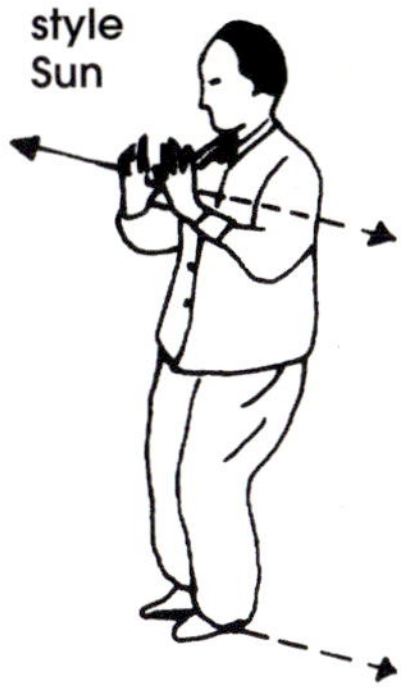

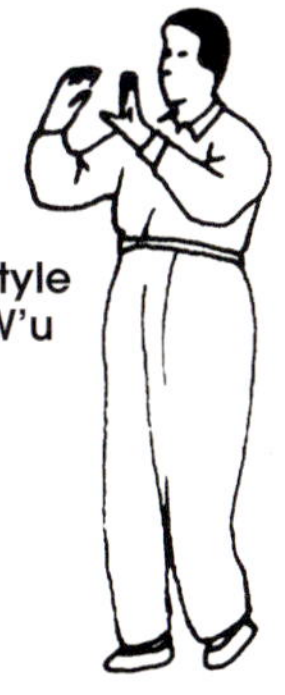
style W'u

techniques diverses dérivées des pratiques des moines taoïstes. Le développement de la forme est un long combat entre une grue et un serpent, réplique exacte de la scène qui avait donné naissance à la méditation créatrice du fondateur Zhang San Feng sur le mont Wu Tang. Ce style comporte une très grande variété de mouvements, avec des positions parfois hautes et parfois très basses, selon que la partie en mouvement est la grue ou le serpent.

LE TAI CHI CHUAN MODERNE

Sur la base de ces styles sont nés les styles modernes utilisés pour les compétitions, codifiés par l'Institut pour la recherche et le développement du Wushu chinois. Pour que le tai chi chuan soit universellement pratiqué, un style simplifié a été créé, appelé 24 positions. Quant au style tai chi chuan 42 positions, qui rassemble les positions de tous les styles susmentionnés, il a dû être codifié afin d'unifier l'arbitrage des compétitions.

Il serait proprement absurde d'aborder le sujet du tai chi chuan sans considérer l'existence de toutes les diversités, nées des changements advenus au cours des siècles.
Dans ce livre, n'est traitée en détail que la partie concernant la forme Yang moderne dite 24 positions. Les concepts théoriques ici exposés restent toutefois valables pour les pratiquants de tout autre style.

LES FONDEMENTS SELON LA THÉORIE DU YIN ET DU YANG

La base théorique du tai chi chuan prend sa source dans ce qui constitue le véritable patrimoine culturel du peuple chinois, à savoir la philosophie taoïste.
Les Chinois conçoivent l'univers comme une série d'organismes interconnectés et non pas comme un ensemble d'entités séparées les unes des autres. Toutes les parties sont en contact les unes avec les autres et chacune, pour exister, a besoin de son opposé, tout comme le jour et la nuit, l'homme et la femme, le nord et le sud.
Cette dualité se retrouve dans le corps humain, et une maxime chinoise affirme : « Tu ne peux comprendre ton corps si tu ne comprends pas l'univers qui t'entoure. » L'homme est un corps entre terre et ciel, il appartient à cette réalité : « Tian re he yi. » Ce concept fut représenté graphiquement durant des siècles par deux gouttes formant un cercle, l'une blanche, le yang, et l'autre noire, le yin, signifiant l'unité dans sa dualité.
À l'intérieur de chacune des deux parties se trouve un point : blanc dans la partie noire et noir dans la partie blanche, et ce point atteste de l'existence d'exceptions. En effet, des phénomènes tels qu'une éclipse solaire en plein jour ou une éclipse lunaire en pleine nuit font partie de la

réalité et, pourtant, ce sont des phénomènes exceptionnels.
Le cercle formant le yin et le yang devrait tourner sur lui-même car les deux parties ne sont jamais immobiles ; elles sont même pour ainsi dire en constante transformation. Enfin, il manque au dessin une dimension tridimensionnelle afin que, de simple cercle, il devienne une sphère.
Le tai chi chuan se fonde sur cette théorie, et toute personne le pratiquant devrait chercher la dualité dans chacune des positions, unissant constamment le yin au yang. Le cycle des positions successives devrait être une séquence ininterrompue de yin et de yang avec des inspirations et expirations continues, en cherchant à maintenir un rythme constant. Tout rythme d'inspiration-expiration commencé durant la pratique doit être maintenu jusqu'à la fin de l'exercice sans variation. Ceci permet de trouver un équilibre par le mouvement. Un rythme saccadé et discontinu, même s'il accompagne une exécution correcte des mouvements, gâche la pratique et le résultat recherché.
Yin et yang sont interdépendants. Dans chaque position la jambe antérieure est considérée yang et la postérieure est yin, la partie antérieure du corps étant yin tandis que le dos est yang.
Une fois assimilée cette dualité entre les diverses positions, il faut savoir encore que les termes yin et yang ne doivent pas être conçus comme absolus mais comme relatifs. En effet, à l'intérieur du yin et du yang se trouvent d'autres sous-divisions. Enfin, si cela semble un peu compliqué à assimiler au départ, on peut simplifier en affirmant que l'important est de rechercher le naturel dans les mouvements, car la connaissance dérive d'une pratique constante et quotidienne.
Ce n'est pas un hasard si le yin et le yang sont représentés par des gouttes, petites au départ, puis grossissantes. La succession des deux opposés ne vient jamais brusquement mais à travers une augmentation graduelle de puissance, qui se fait moyennant une diminution de l'autre partie. Ainsi, durant la journée, quand le soleil monte à l'horizon (augmentation du yang), le soir s'éloigne (diminution du yin) et lorsque, dans l'après-midi, le soleil commence à descendre sur l'horizon (diminution du yang), le soir s'approche (augmentation du yin). Pour les Chinois, ce principe vaut pour tout ce qui existe dans l'univers, qu'il s'agisse d'êtres vivants ou de choses inanimées, et ceci comprend également le tai chi chuan.
Il importe ainsi, durant la pratique, d'accompagner toujours la progression du mouvement yin d'une diminution du mouvement yang : il faut aller vers l'extérieur en se vidant de l'intérieur durant la phase yang, et se remplir de l'intérieur en relâchant l'extérieur durant la phase yin.
Cette théorie est née il y a trois mille ans, durant la dynastie Zhou (1122-249 avant J.-C.),

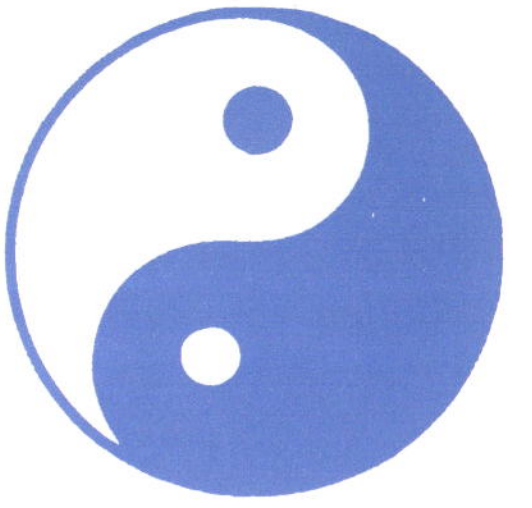

La représentation traditionnelle du yin et du yang

quand fut écrit le célèbre *Livre des mutations*. Le livre est divisé en deux parties, la première contenant le livre des mutations, également appelé *I Ching* ou « livre des prédictions et probabilités », la seconde étant dédiée à l'explication philosophique et théorique de tout le livre.
Ce traité sur les fondements de la théorie du yin et du yang pose les bases de la prédiction de toutes sortes d'informations, qu'elles soient d'ordre astrologique ou bien qu'elles concernent la terre, et les connaissances relatives à toutes les positions du tai chi chuan.
Résumant tout cela, on peut conclure en disant que le symbole du yin et du yang peut être représenté par d'autres dessins qui se réfèrent à un cercle représentant l'intérieur de l'univers.
La courbe centrale du cercle indique la distinction des opposés, les deux gouttes le mouvement croissant et décroissant des opposés, les deux points la vision non absolue du yin et du yang, annonçant ainsi les sous-divisions successives.

L'ESSENCE DES TECHNIQUES

Durant l'exécution des mouvements du tai chi chuan, il faut sentir derrière le moindre geste technique l'une des huit forces qui donnent vie à tous les exercices de chaque style. Ceci constitue l'essence de la technique, la composante majeure de chacune des positions, déterminante pour l'exécution même. Pour atteindre les objectifs de l'entraînement du tai chi chuan, c'est-à-dire utiliser la force interne pour se protéger d'une attaque, dévier quand on recule et utiliser tout le corps pour attaquer, selon les tests classiques, il faut connaître les forces à l'œuvre dans le corps humain.
Celles-ci, généralement apprises en couple dans l'exercice appelé « poussée avec les mains », peuvent être également exercées avant d'exécuter la forme, pour donner plus de substance et de réalité au mouvement. Ce chapitre décrit quelles sont ces forces et comment elles peuvent s'exercer correctement, tandis que la partie pratique indique quelle force utiliser pour chacune des positions.
Les huit forces sont les suivantes :

- le Pengjing ou force d'expansion ;
- le Lujing ou force d'absorption et de déviation ;
- le Jijing ou force de concentration ;
- l'Anjing ou force de compression ;
- le Caijing ou force qui prend et qui tire ;
- le Liejing ou force de division ;
- le Zhoujing ou force du coude ;
- le Kaojing ou force de l'épaule.

LE PENGJING

Cette force première et fondamentale est utilisée dans de nombreuses techniques qui prévoient une expansion et, ainsi, dans toutes les positions de parade d'attaque. Pour s'entraîner au Pengjing, il faut imaginer un ballon qui se gonfle dans le corps, le sentir se gonfler au même moment dans tout le corps, dans les bras et les jambes, du bout des doigts à la pointe des pieds.
Le corps est dans une position naturelle, le ballon se gonfle à partir de la zone abdominale, du Dan tian plus précisément, et se propage partout.
Au terme de l'exercice, l'élève se sent très relaxé, mais également puissant et rempli de beaucoup d'énergie.

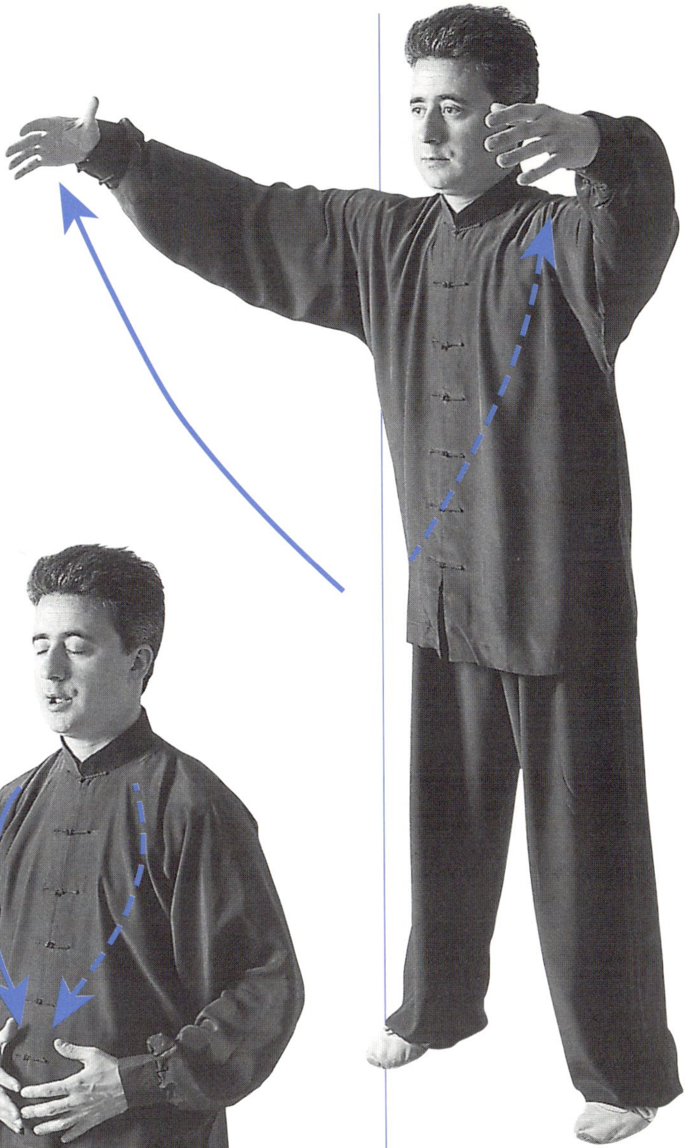

LE LUJING

Le Lujing est la force d'absorption. Après avoir suivi l'exercice du Pengjing, l'organisme en expansion, il faut penser à se dégonfler en cherchant à absorber quelque chose avec les mains jusqu'à arriver à concentrer tout dans le Dan tian.
À cet instant, la sensation éprouvée est un peu celle d'être comme un buvard, et il faut sentir que le ballon se dégonfle en remplissant le corps de Qi. Ramener alors les mains à la position précédente, sur l'abdomen, en cherchant à absorber la force.

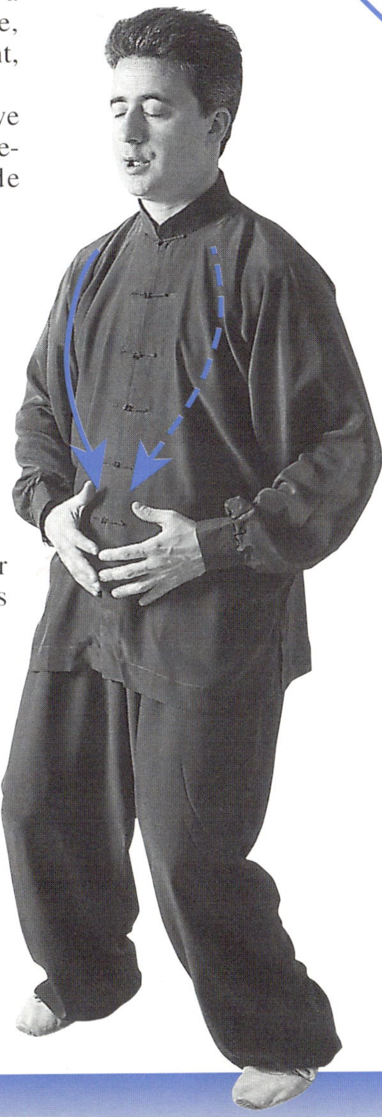

Pour s'entraîner à exercer ces deux forces, répéter les mouvements plusieurs fois sans interruption

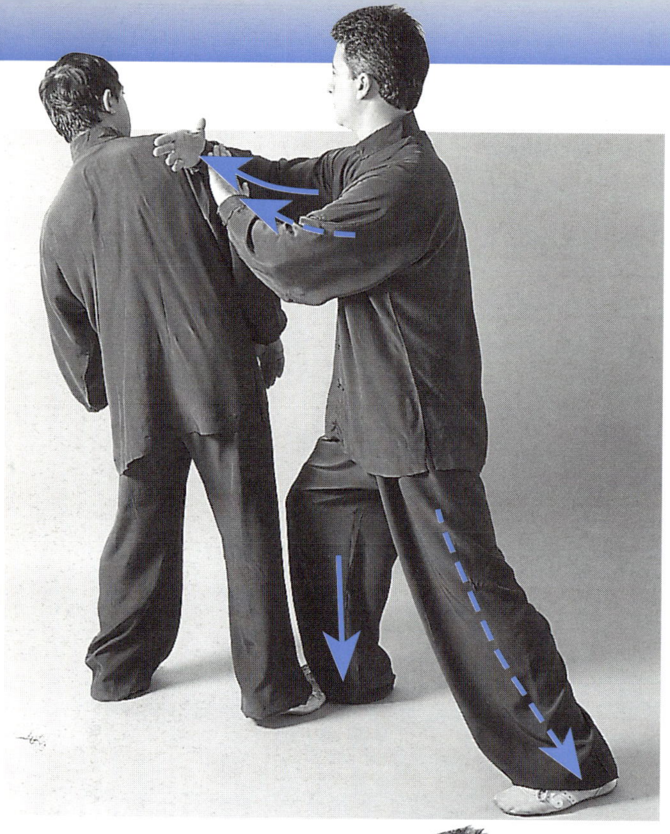

LE JIJING

Cette force est appelée force de concentration, car chaque technique de tai chi chuan offre la possibilité de concentrer en quelques points toute la force du corps pour frapper des zones même infimes, jusqu'à arriver aux points vitaux. Pour exercer cette force, il faut expirer en croisant les deux mains et donner un coup concentré, de face, sur l'épaule de l'adversaire. Bien sûr, tous les points du corps peuvent être frappés, mais on frappe en général à l'épaule pour éviter de faire mal.

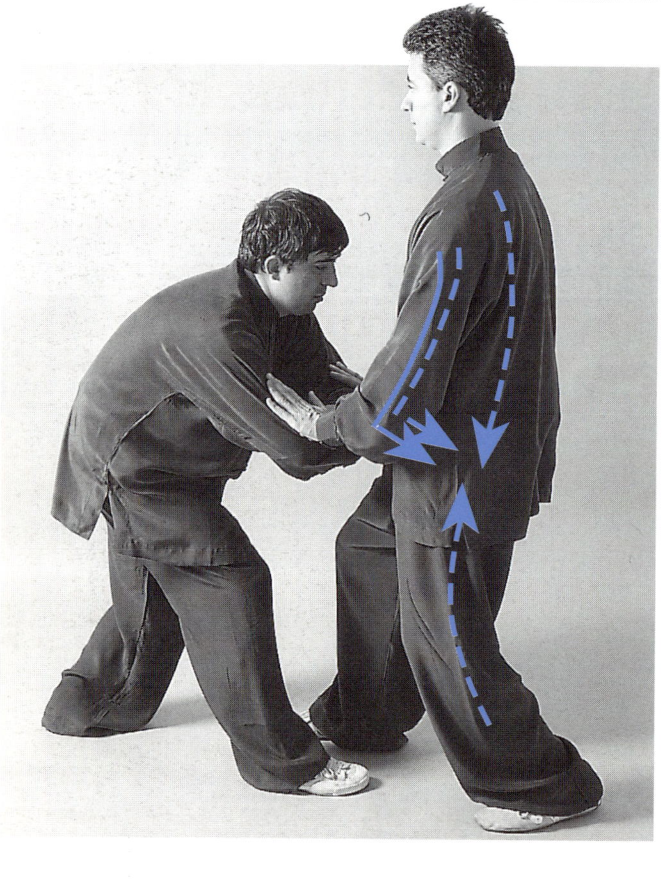

L'ANJING

On entend par Anjing, ou force de compression, tout ce qui pousse vers le bas. Cette force s'exerce en général en appuyant les paumes des mains sur les bras croisés de l'adversaire. Le tout doit être exécuté lors de l'inspiration, et la concentration se porte sur le Dan tian. C'est comme si l'on tentait de fermer une valise pleine en y appuyant les paumes des mains et en poussant jusqu'à ce qu'elle se ferme.

LE CAIJING

Cette force s'exerce d'un mouvement sec, comme si l'on voulait arracher une feuille d'un bloc de papier sans la déchirer.
Elle s'exerce en effectuant de petits à-coups avec les bras dans toutes les directions, essayant de concentrer en un instant tout le mouvement. Il s'effectue à l'expiration après avoir focalisé son énergie profondément dans le Dan tian.

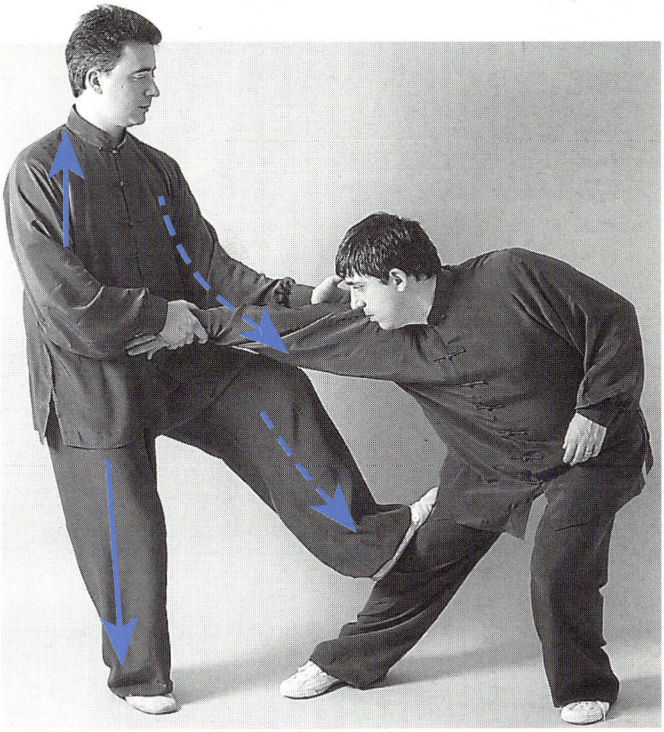

LE LIEJING

La force de division sert à rompre la force de l'adversaire en cherchant, avec tout le corps, à séparer un seul et même ensemble en deux parties, comme un drap en deux lambeaux ou un bras en deux parties. On utilise ce que l'appellation occidentale nomme la levée. Elle s'exerce en séparant les deux mains, l'une vers la droite et l'autre vers la gauche, simultanément.

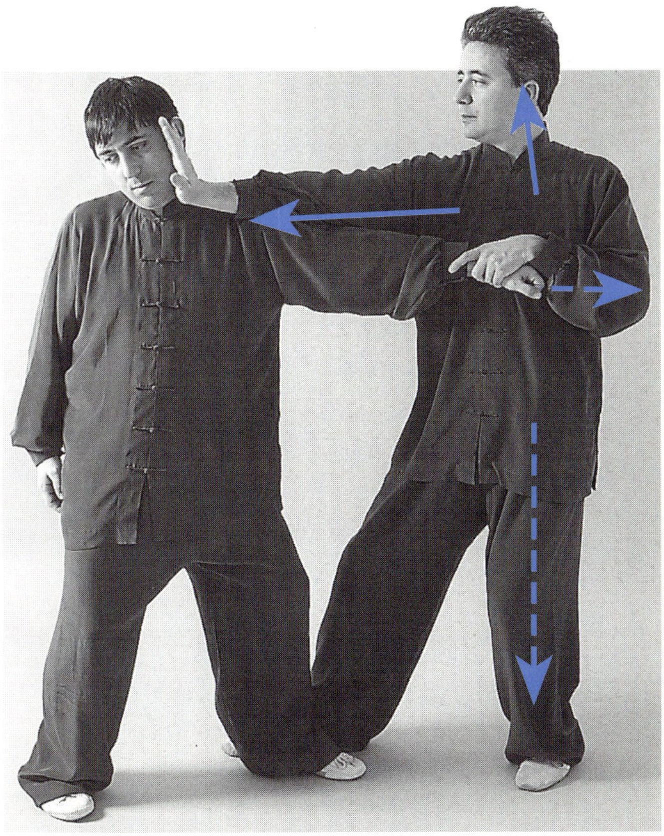

LE ZHOUJING

Très utilisée dans le style Chen, cette force, appelée force du coude, donne la possibilité de piéger ou de frapper un adversaire à faible distance. Pour exercer cette force, il faut tourner et frapper à gauche et à droite avec les coudes, en cherchant à maintenir la colonne vertébrale droite et en l'utilisant comme pivot central.

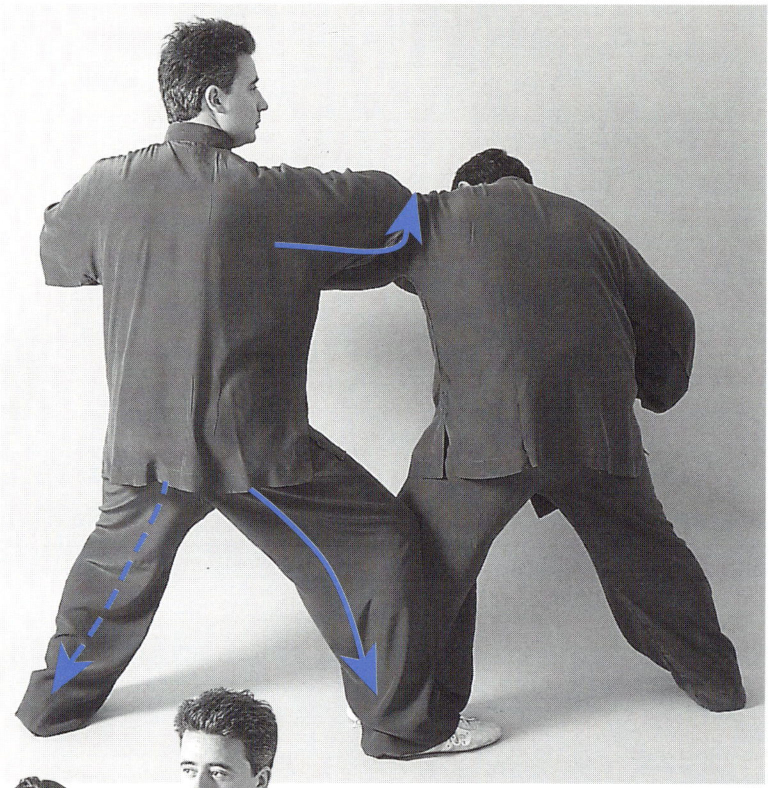

LE KAOJING

Cette force s'utilise lorsque le combattant est en contact avec le corps de l'adversaire. On l'appelle à tort force de l'épaule, mais par ce terme on désigne tout le corps : cette force sert à protéger ou à soulever une personne.

Il faut répéter ces exercices plusieurs fois avant de sentir l'énergie cachée derrière les différentes techniques. Lorsque vous vous sentirez capable de gérer cette force, vous pourrez alors passer à la phase pratique détaillée au chapitre suivant.

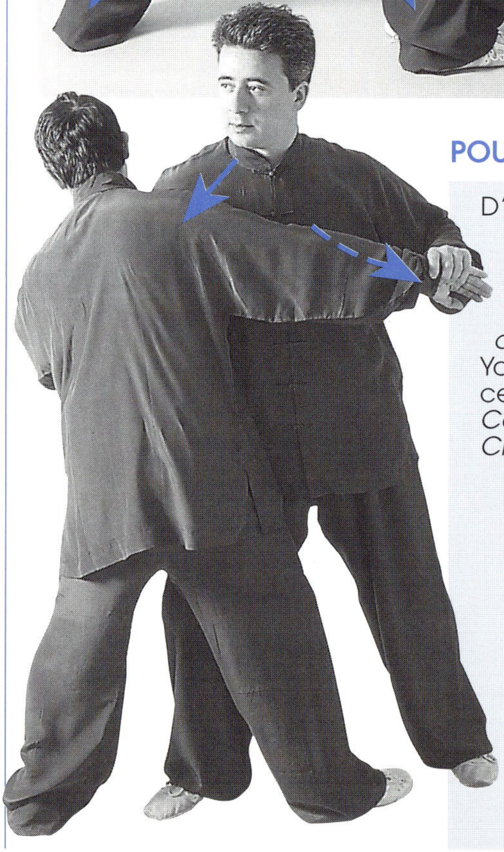

POUR EN SAVOIR PLUS

D'autres ouvrages de référence sur le tai chi chuan ont été publiés aux éditions De Vecchi : *Le tai chi chuan*, de Chang Dsu Yao et R. Fassi, et, de ces mêmes auteurs, *Cours de Tai Chi Chuan*.

INSTRUCTIONS POUR UNE PRATIQUE CORRECTE

Dans ce chapitre sont illustrés les points fondamentaux qui garantissent une pratique correcte du tai chi chuan, à commencer par une bonne mise en place des positions et mouvements. L'apprentissage des mouvements doit se faire en suivant scrupuleusement les instructions, car, comme disent les Chinois, « pour croître, une bonne plante doit d'abord avoir de bonnes racines ».

LES MOUVEMENTS PRÉPARATOIRES DU CORPS

Avant de débuter la pratique proprement dite du tai chi chuan, il faut tout d'abord porter attention à soi-même et chercher à entrer en phase avec le nouveau type de mouvement. Tous les bons maîtres commencent par apprendre aux élèves à positionner leur corps.

Devant un miroir, avant de commencer, regardez votre posture : la tête doit être bien droite et alignée au milieu des épaules sans pencher à droite ou à gauche, en avant ou en arrière. Si la tête n'est pas bien alignée, vous éprouverez une sensation de manque de vitalité et d'équilibre. Le menton ne doit pas être trop saillant, pour éviter une courbe des vertèbres cervicales trop accentuée. Les yeux doivent être concentrés, car l'intention communiquée par le regard est importante, permettant de garder une certaine vie aux mouvements. La vue va, entre autres, servir à une plus grande précision du mouvement. La langue doit être tournée vers le haut pour favoriser la descente de la salive, comme pour prononcer la syllabe « la », la pointe de la langue contre le palais, et rester ainsi durant tout l'exercice.

Une bouche trop fermée et contractée ne permet pas une bonne détente du corps et limite aussi la capacité respiratoire. Les épaules doivent être relâchées, en parfaite symétrie. Le buste ne doit pas être trop saillant, devant même présenter une légère courbure vers l'intérieur, car il aide à la respiration et à une plus grande symbiose entre les mouvements du tronc et des mains. Vérifiez que l'abdomen ne soit pas trop sorti en avant. Les jambes doivent être bien alignées et les genoux ne doivent pas être pliés vers l'intérieur. Le ventre est la

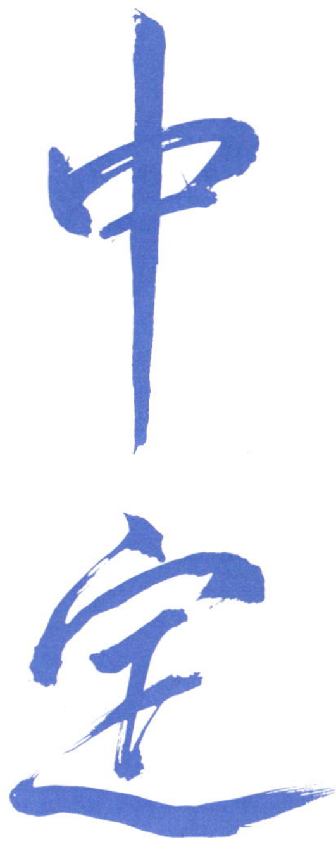

Zhong ding,
« garder le milieu »

région la plus importante car c'est là que repose le siège de l'énergie, « l'essence originelle » Yuanjing. En outre, en agissant sur l'abdomen, on stimule les principaux organes internes comme le foie, les reins et la rate tout en les renforçant, avec pour résultat une nette amélioration de leurs fonctions.

Il faut s'efforcer d'éliminer les tensions de la colonne vertébrale : imaginez être une marionnette pendue au bout d'un fil ; faites rentrer le sacrum de telle sorte qu'un fil imaginaire puisse passer du haut de la tête jusqu'à la formation des jambes.

Les hanches et la taille, reliant la partie supérieure à la partie inférieure, doivent être bien souples pour permettre le passage de l'énergie vers les jambes et garantir la stabilité du corps. Dans cette région, dans la partie antérieure, se situe le Dan tian, dont part le mouvement du tai chi chuan. Dans la section postérieure est situé le point Ming men dit « porte de la vie », où siège une grande partie de l'énergie. Pour que ces deux points puissent s'activer, il faut que les hanches soient détendues. Les jambes doivent être légères pour permettre un mouvement constant. Une fois la posture vérifiée, vous pouvez commencer par de simples exercices de préparation, à effectuer avant chaque entraînement, durant quinze à trente minutes. Il est conseillé de commencer par les exercices de la partie supérieure pour descendre jusqu'aux pieds, sans négliger aucune partie du corps.

LA TÊTE

Tendez le cou et la tête vers le haut, comme si vous étiez une tortue qui sort de sa carapace. Commencez par enserrer le cou entre les épaules, puis tendez-le jusqu'à ce que la tête se sente comme suspendue. Répétez neuf fois le mouvement, et effectuez trois fois ces séries de neuf mouvements.

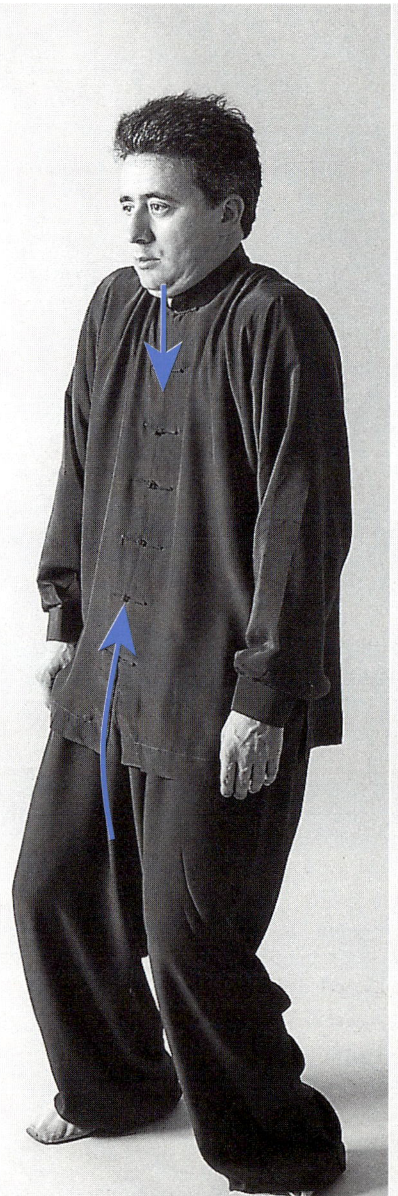

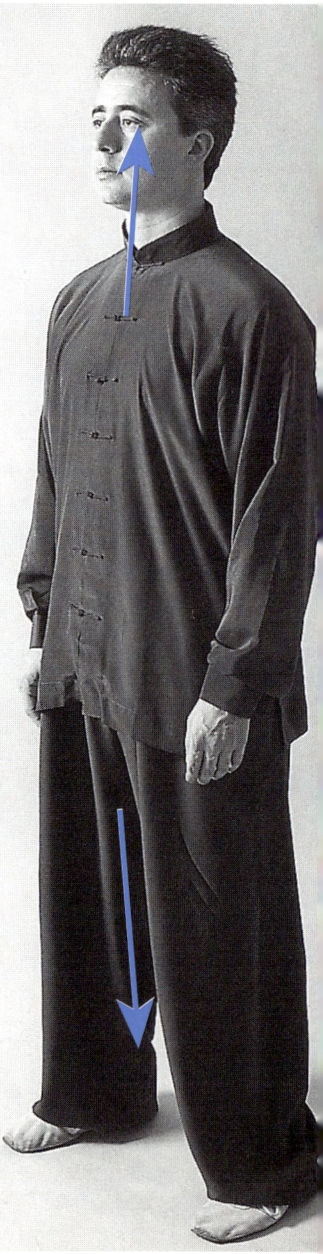

Tournez la tête à droite et à gauche en cherchant à garder une linéarité avec toute la colonne vertébrale, en gardant la base stable et le bras, le tronc et la tête unis. Répétez le mouvement quatre fois à droite et quatre fois à gauche, trois fois.

LES YEUX

Fixez du regard un point proche et, successivement, un point lointain, afin de dévier l'attention. Commencez par effectuer l'exercice vingt fois en une minute. Quand vous serez plus entraîné, vous devrez arriver à quarante fois en une minute.
Pour porter l'attention sur votre intériorité, « poussez » avec les yeux, comme si vous étiez en colère et, successivement, essayez de « prendre » avec les yeux comme si vous étiez soupçonneux et méfiant. Faites trois séries de cet exercice. Durant l'exécution du tai chi chuan, le regard devra toujours être pointé à environ un mètre de distance, c'est-à-dire pas trop près, sur vos mains par exemple, et ensuite, pas trop loin, vers l'horizon.

LES ÉPAULES

Commencez par bouger les épaules en effectuant de petites rotations en arrière et en avant, en essayant de dessiner des cercles. Suivez cette rotation neuf fois à gauche et à droite. Mettez une main sur l'épaule durant l'exercice pour vérifier que seule l'épaule se déplace et non la colonne.

LA RÉGION ABDOMINALE

Effectuez des cercles dans les deux sens comme si vous faisiez du hula-hoop. Répétez l'exercice en faisant des cercles de plus en plus internes, sans bouger les hanches, en utilisant des mouvements plus profonds. Pratiquez les mouvements d'abord sur un plan horizontal puis sur un plan vertical, pendant dix minutes chaque fois.

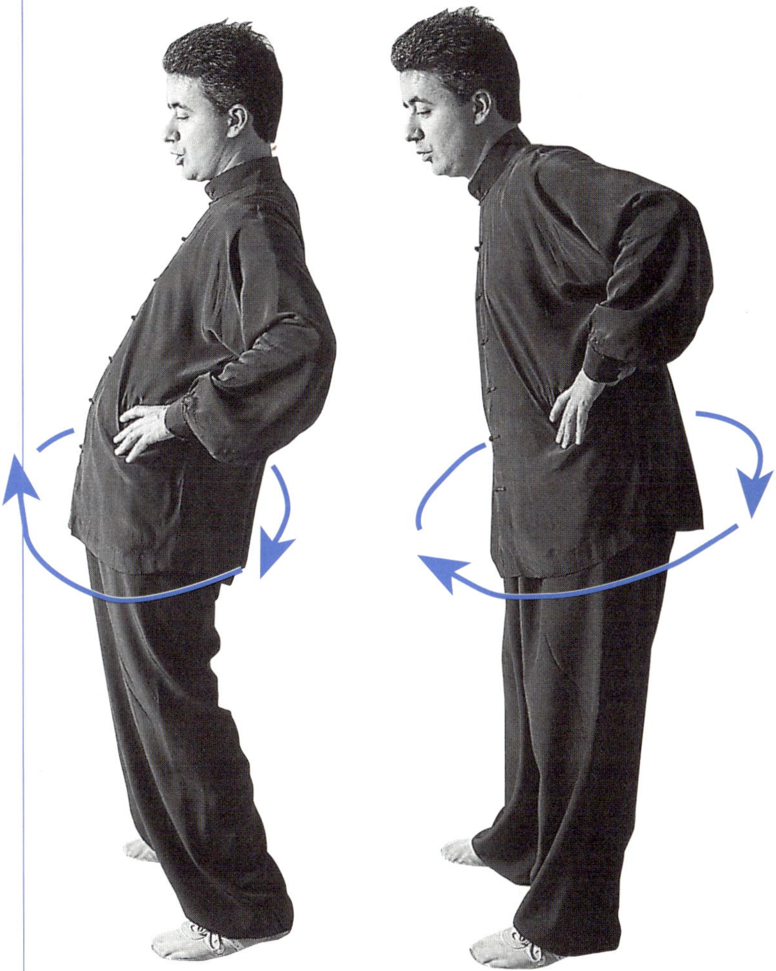

LA COLONNE VERTÉBRALE

Alignez toutes les vertèbres sans que le buste ne penche à droite ou à gauche. Faites des cercles verticaux en avant puis en arrière, comme si le corps était un roseau exposé au vent, doucement et constamment. Fermez le bassin en tirant le sacrum légèrement vers l'intérieur afin d'amoindrir la tension de la colonne.

LE THORAX ET LA COLONNE

Ouvrez et fermez les mains en les tirant vers l'arrière et en sortant la poitrine en avant, puis faites le mouvement inverse, c'est-à-dire ramenez les mains vers l'avant et creusez le thorax. Les premières fois, pressez le sternum avec la paume de la main pour aider le thorax à se courber.

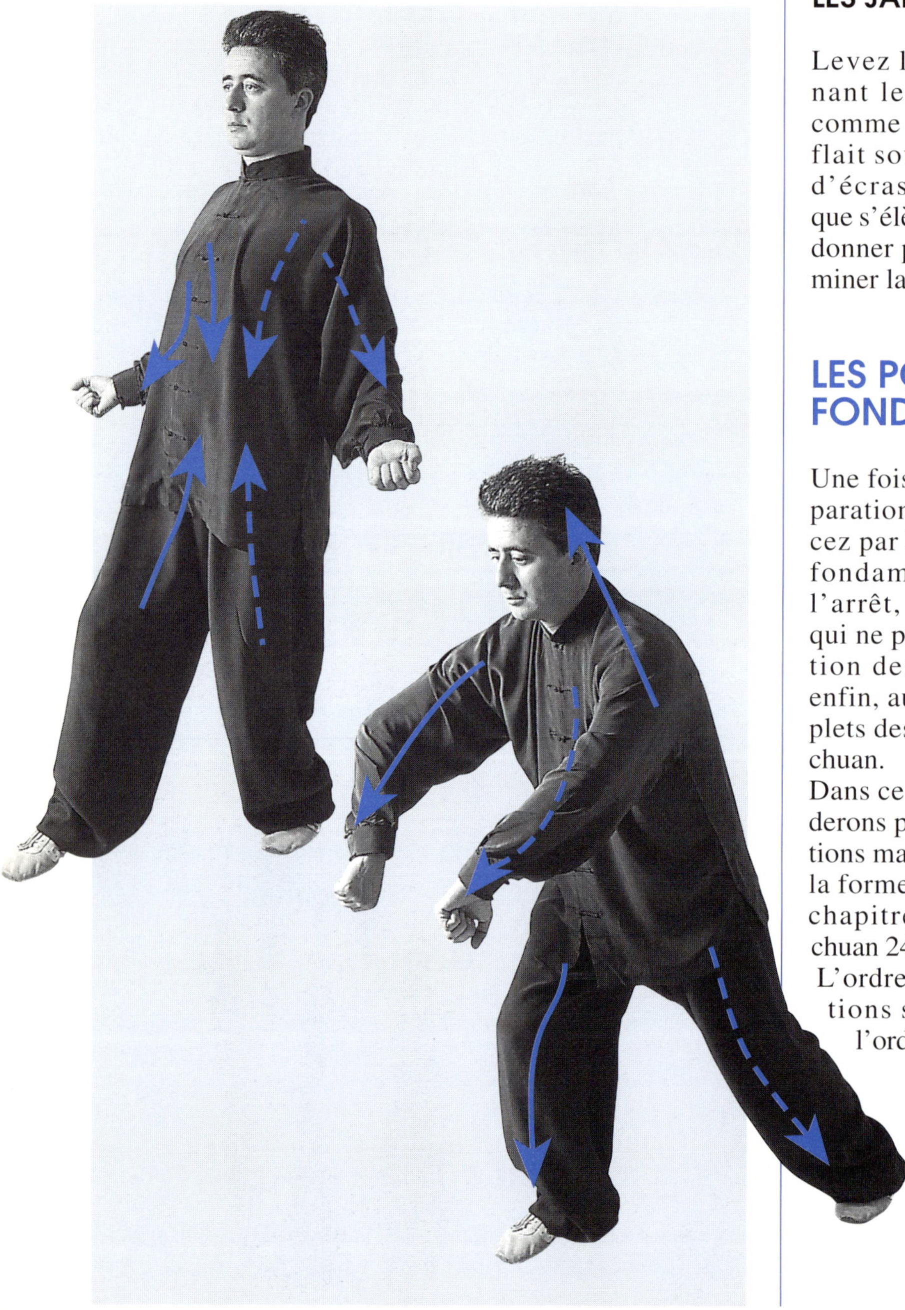

LES HANCHES

Mettez les mains l'une sur l'autre sur la tête et tournez les hanches à gauche et à droite.

LES JAMBES ET LES PIEDS

Levez les genoux, en alternant le droit et le gauche, comme si un coussin se gonflait sous le pied. Imaginez d'écraser le coussin tandis que s'élève l'autre jambe, pour donner plus de stabilité et éliminer la fatigue.

LES POSITIONS FONDAMENTALES

Une fois les exercices de préparation effectués, commencez par l'étude des positions fondamentales des pieds à l'arrêt, puis passez aux pas qui ne prévoient pas l'utilisation des bras pour arriver, enfin, aux mouvements complets des séquences du tai chi chuan.
Dans ce recueil, nous n'aborderons pas la totalité des positions mais seulement celles de la forme 24 positions (voir le chapitre « La forme tai chi chuan 24 positions », page 42). L'ordre dans lequel les positions sont expliquées suit l'ordre d'apprentissage.

À L'ARRÊT

QI LI, LA POSITION DROITE

C'est la position initiale de tous les types de tai chi chuan et, par conséquent, le point de départ des autres positions. Les pieds sont écartés d'une distance qui ne doit pas dépasser la largeur des épaules, le poids est également réparti sur les deux pieds, et les talons adhèrent au sol. La plupart des gens adoptent une posture incorrecte : le poids est soit trop avancé vers la pointe des pieds, soit porté sur les côtés des pieds. Devant un miroir, un livre posé sur la tête, veillez à ce que le poids soit centré.

Pour savoir si certains points des pieds sont excessivement sollicités par rapport à d'autres, prenez une paire de vieilles chaussures et observez l'usure de la semelle. Si elle est usée de manière uniforme, cela signifie que l'équilibre de la posture est bon. Dans la négative, notez l'endroit de l'usure ; il correspond au point où se porte le poids du corps.

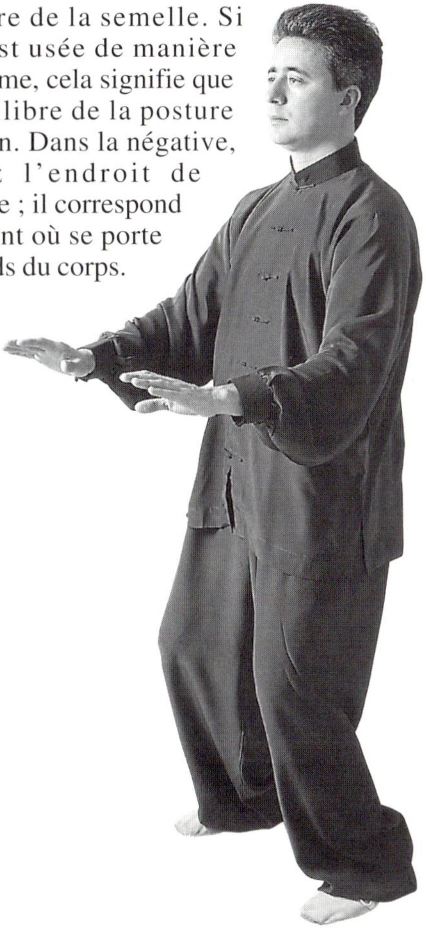

TING BU, LA POSITION EN FORME DE T

En partant de la position précédente, faites l'exercice du Shi-Xu ou « plein-vide » en déplaçant le poids d'une jambe sur l'autre. On passe d'une situation de poids en équilibre sur les deux jambes à une posture dans laquelle le poids, progressivement, vide une jambe pour remplir l'autre. Exercez les deux côtés, portant le poids d'abord à gauche puis à droite et gardant la tête bien haute, en contrôlant que le barycentre reste toujours central. Ne vous contentez pas de déplacer la tête ou la hanche.

On l'appelle la position en forme de T car une jambe, la « pleine », reste droite et bien appuyée à terre, tandis que celle qui « se vide » est en appui sur la pointe du pied, le talon tourné vers l'intérieur pour former avec l'autre pied la figure d'un T. Il s'agit d'une position de passage utilisée dans la phase yin.

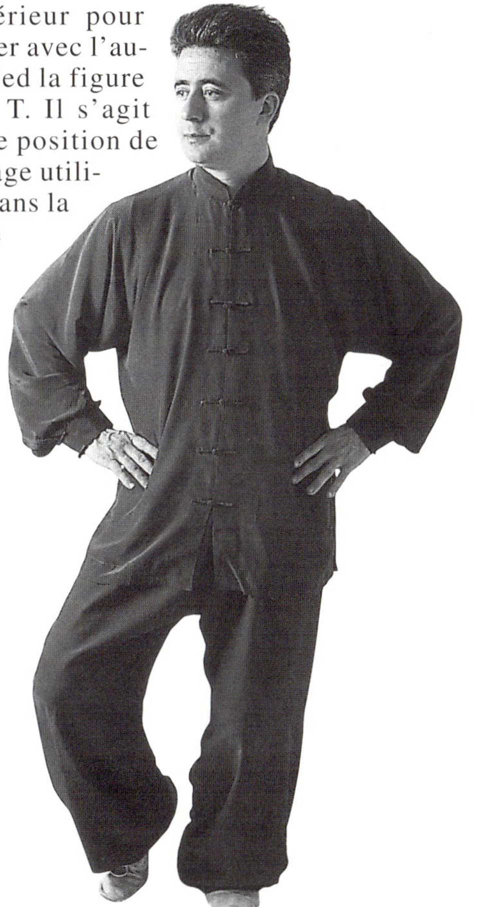

GONG BU, L'ARCHER

Cette position est l'une des plus utilisées dans tous les types de tai chi chuan.
De la position de départ, jambes écartées, avancez d'un pas, de telle sorte que la jambe postérieure soit tendue et la pointe du pied tournée à 45° vers l'extérieur ; la jambe antérieure est fléchie.
Dans le déplacement, videz toujours de son poids la jambe qui avance et appuyez le talon avant la plante du pied. À ce point, appuyez fortement à terre des deux pieds et avancez avec le tronc.
À la fin de l'exercice, le poids est réparti de la manière suivante : 60 % sur la jambe fléchie et 40 % sur la jambe tendue.
Effectuez le déplacement vers l'avant avec chacune des deux jambes.
Lorsque vous vous sentez prêt, effectuez l'exercice vers la gauche puis vers la droite, suivant les indications données pour la position de départ Qi et celles relatives à la position de passage Ting bu.

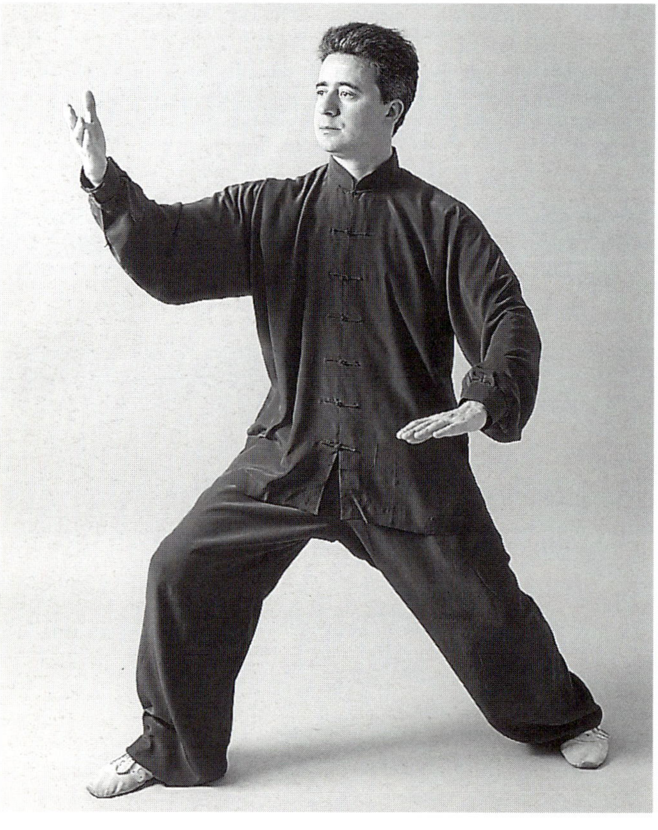

XU BU, LA POSITION VIDE

Cette position est appelée « vide » ou « fausse » car le pied qui est devant ne porte aucun poids. À partir de la position Gong bu gauche, déplacez la jambe postérieure vers l'avant pour réduire de moitié la distance avec la jambe antérieure. Appuyez d'abord la pointe, puis la plante du pied, et soulevez la jambe qui se trouve devant. La position finale est haute, la pointe du pied arrière est tournée à 45° et le pied avant est soulevé tout en restant, avec la pointe ou le talon, en contact avec le sol. Les deux talons sont alignés.

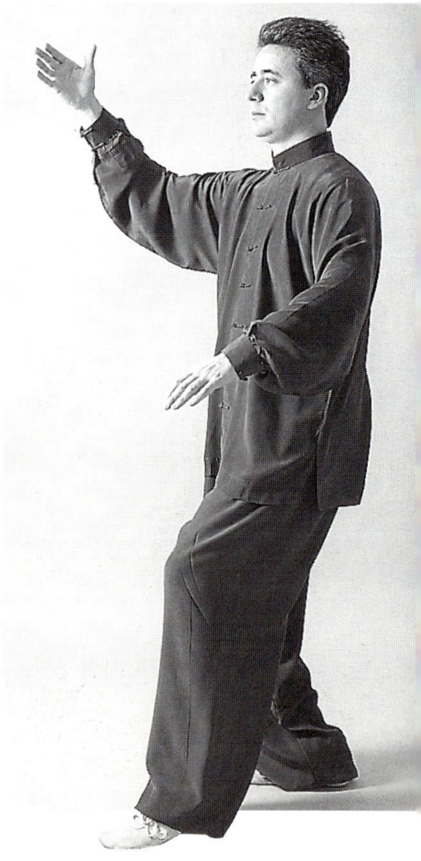

ZUO BU, L'ASSISE VERS L'ARRIÈRE

De la position précédente, déplacez la jambe vide en arrière comme si vous marchiez sur deux quais, en appuyant d'abord la pointe puis toute la plante des pieds. À la fin de l'exercice, le poids est réparti de la manière suivante : 60 % sur la jambe arrière et 40 % sur la jambe avant. La sensation éprouvée est celle de s'asseoir en arrière en maintenant toujours le barycentre du corps sur les deux jambes. Il arrive souvent, en effectuant cette position, que la tête soit attirée vers l'arrière ainsi que les hanches, ce qui compromet la stabilité générale.

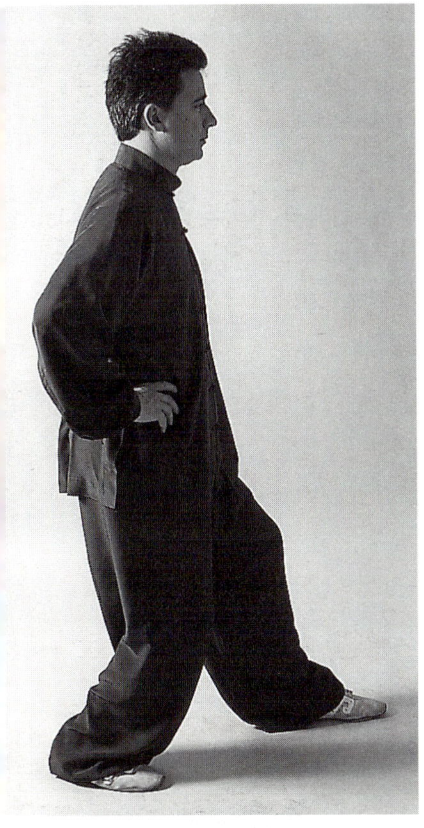

MA BU, LE CAVALIER

Cette position sert à suivre un chemin latéral. De la position de départ Qi li, déplacez latéralement une jambe jusqu'à un écartement équivalent au double de la largeur des épaules. Fléchissez les jambes et baissez le buste comme si vous étiez assis sur la croupe d'un cheval. Les pieds sont parallèles et le poids est distribué également sur les deux jambes ; le tronc est central. Pour déplacer le centre vers l'extérieur et inversement, suivez toujours les indications du vide-plein. Dans cette position, il vaut mieux ne pas trop se baisser les premières fois, car on a souvent tendance à faire porter le poids sur les genoux plutôt que sur les talons, ce qui est mauvais pour les articulations. Le genou ne doit jamais dépasser la pointe des pieds ni converger vers l'intérieur.

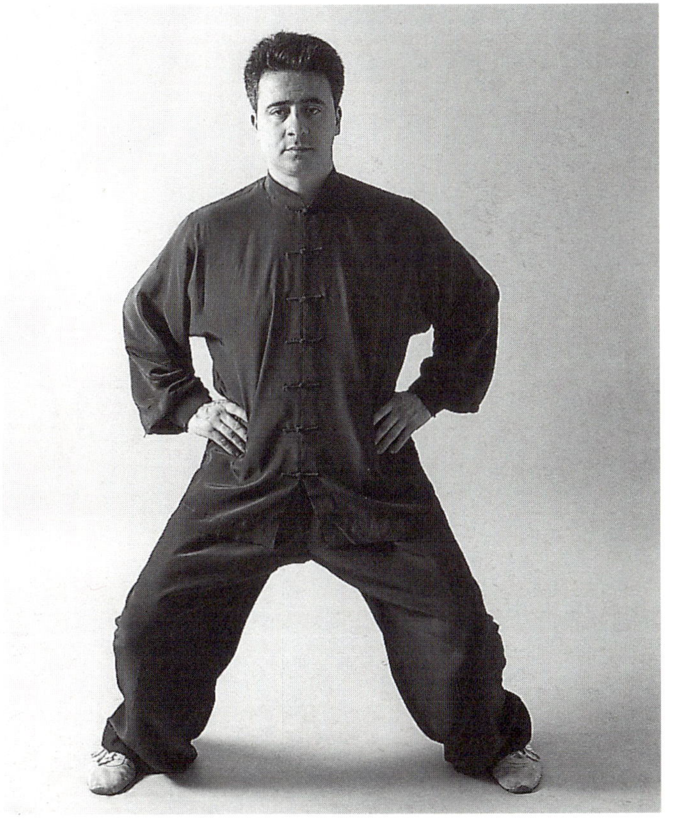

DI LI BU, SUR UNE JAMBE

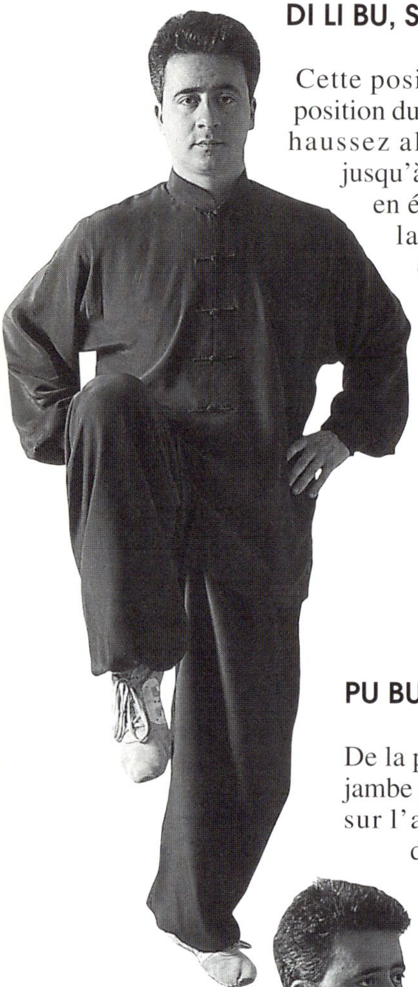

Cette position est appelée également position du coq. De la position de départ, haussez alternativement les genoux jusqu'à arriver à la poitrine, et restez en équilibre sur une seule jambe, la pointe du pied levé regardant vers le sol. Cette position est généralement utilisée comme un passage pour lever les jambes et descendre dans la position suivante dite Pu bu.

PU BU, LA POSITION BASSE

De la position de départ, haussez la jambe gauche en restant en équilibre sur l'autre jambe. Pliez la jambe droite en vous accroupissant, tout en tendant la jambe gauche vers la gauche. Répétez l'exercice dans les deux directions en cherchant à maintenir le corps droit, et descendez jusqu'à ce que le postérieur touche le sol.

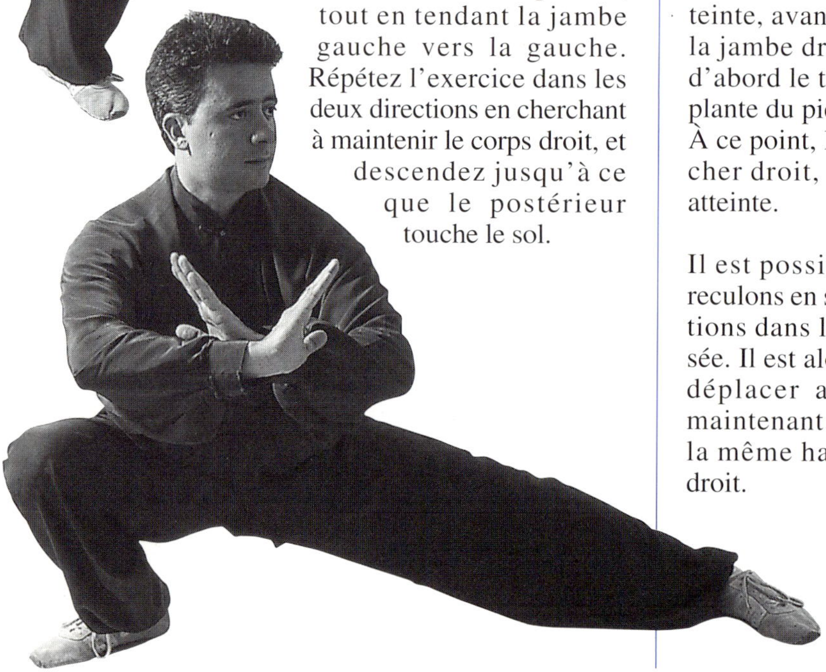

POSITIONS EN MOUVEMENT OU MARCHES

« MARCHE TAI CHI CHUAN », MOUVEMENT VERS L'AVANT

Ce mouvement s'exécute à partir de la position de l'archer gauche, Zuo gong bu, pour parvenir à celle de l'archer droit, You gong bu.

De la position de l'archer gauche, Zuo gong bu, déplacez le poids en arrière sur la jambe droite, en levant la pointe du pied gauche et en la tournant de 45° vers la gauche.

Appuyez toute la plante du pied gauche sur le sol et avancez le pied droit, la pointe du pied droit devant être posée à côté du pied gauche.
Une fois cette position atteinte, avancez d'un pas avec la jambe droite, en appuyant d'abord le talon, puis toute la plante du pied.
À ce point, la position de l'archer droit, You gong bu, est atteinte.

Il est possible de marcher à reculons en suivant les instructions dans la direction opposée. Il est alors conseillé de se déplacer avec lenteur, en maintenant toujours la tête à la même hauteur et le corps droit.

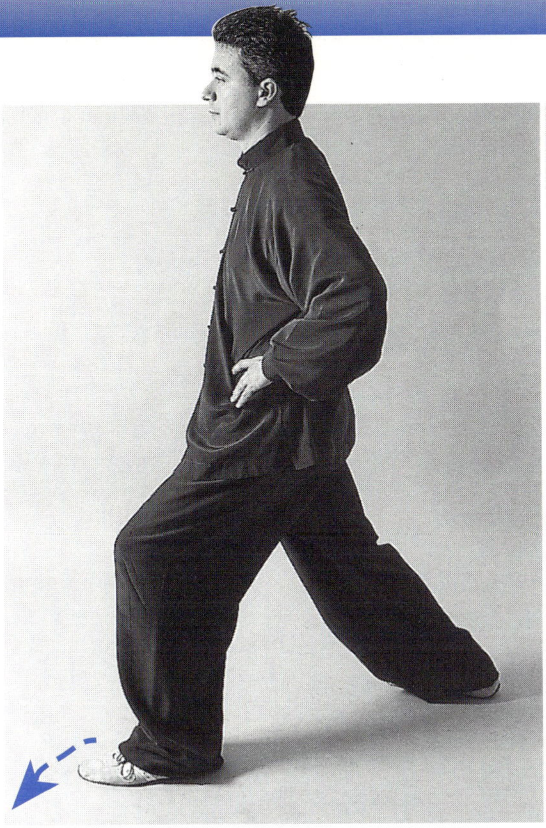
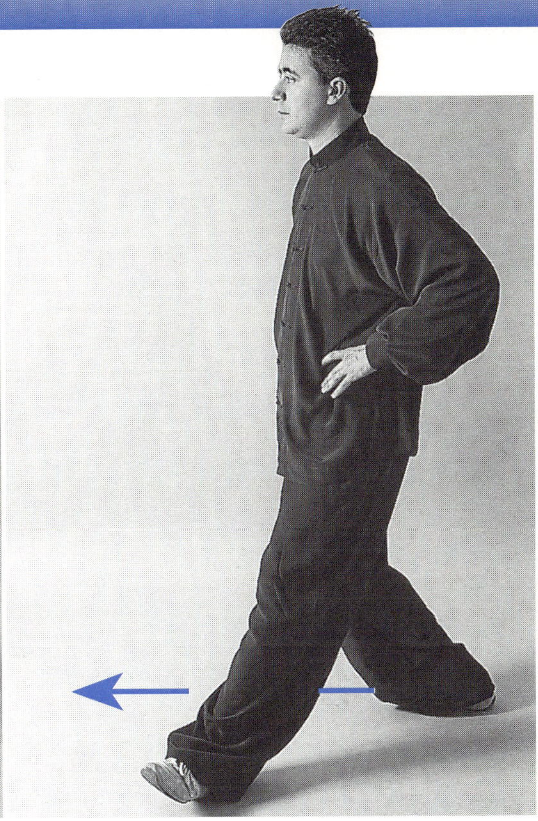
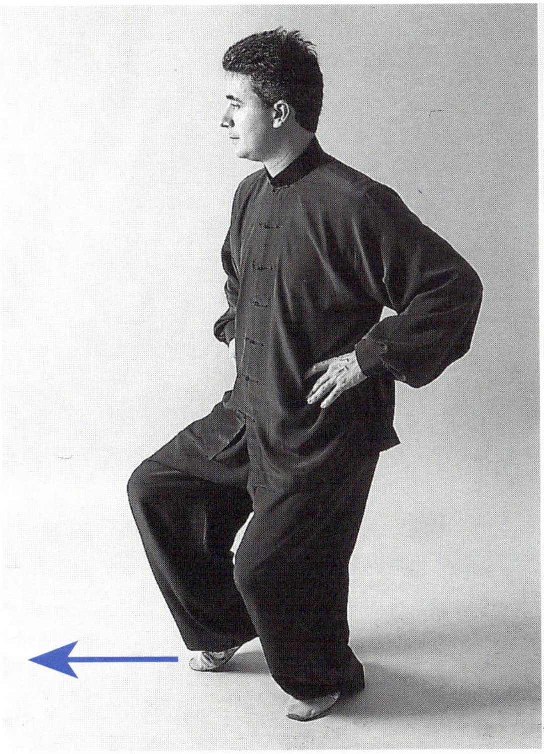
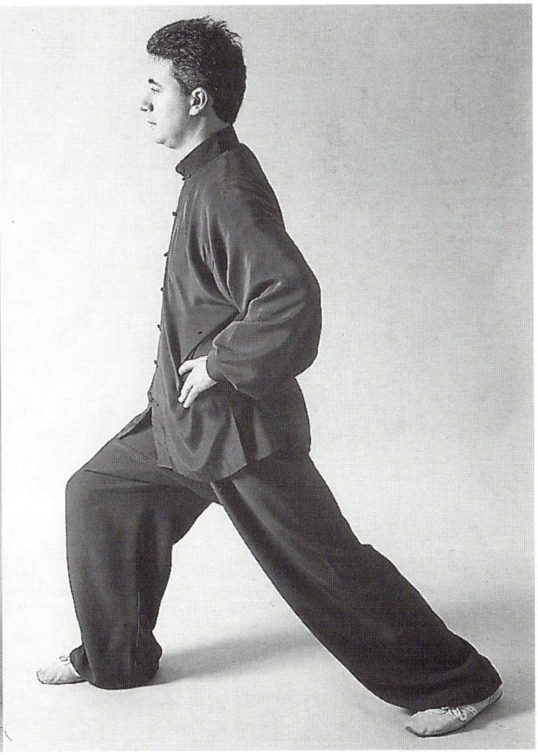

« MARCHE POUR REPOUSSER LE SINGE », MOUVEMENT VERS L'ARRIÈRE

Durant cette marche, les pieds doivent rester parallèles comme s'ils marchaient sur deux quais. Effectuez le pas de la position « assise en arrière » gauche avec le pied gauche arrière.

Déplacez la jambe droite en commençant par la pointe, puis le talon du pied, et faites quelques pas en arrière.

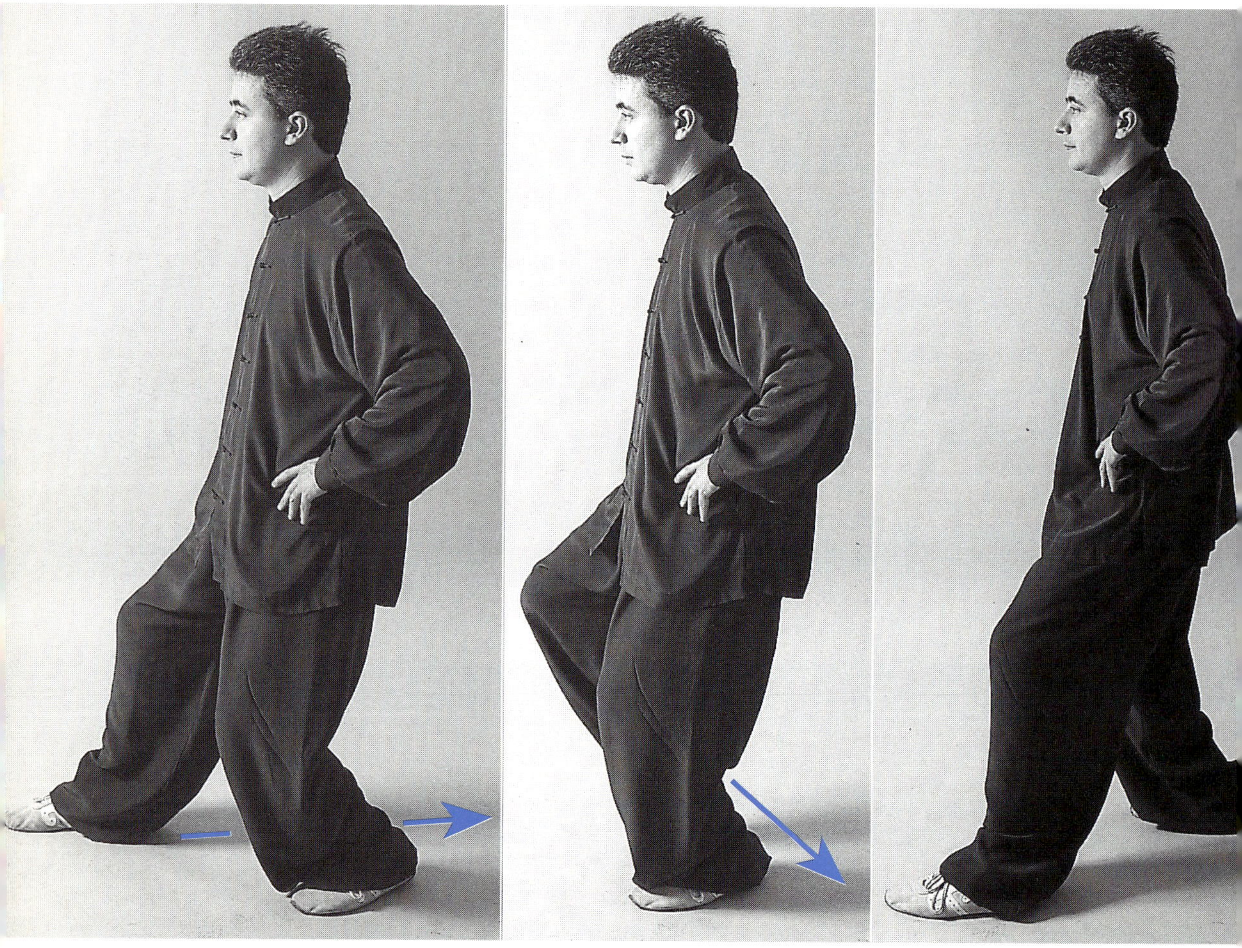

« MARCHE ENTRE LES NUAGES », MOUVEMENT LATÉRAL

À partir de la position du cavalier, déplacez le pied droit vers la gauche et placez-le à environ deux mains de distance du pied gauche. Tout en exécutant le mouvement, respectez le vide et le remplissage de la jambe. Appuyez d'abord toute la pointe du pied, puis toute la plante. Après avoir déplacé le pied droit, déplacez le pied gauche vers la gauche, retournant ainsi à la position du cavalier. Répétez cette marche à gauche comme à droite. Pour la forme 24 positions, la marche s'effectue toujours vers la gauche.

LES TROIS COORDINATIONS

Une fois les positions fondamentales et les marches du tai chi chuan assimilées, vous pouvez passer à d'autres exercices appelés « entraînement aux trois coordinations extérieures du tai chi chuan ».
Pour cette pratique, il faut partir du principe que chaque partie du corps doit bouger selon des règles bien précises, l'une d'elles étant de savoir coordonner en chaque instant la partie supérieure avec la partie inférieure :

- la main est reliée au pied ;
- le coude est relié au genou ;
- les épaules sont reliées aux hanches.

Dans toutes les positions, les mouvements générés par le tronc, Dan tian, se transmettent aux jambes et aux bras, arrivant en même temps aux pieds et aux mains.
Il faut constamment vérifier que ces trois coordinations soient maintenues en s'observant dans un miroir et en regardant les exemples du livre.
Il arrive souvent qu'après avoir exécuté une position la main ne soit pas dans l'alignement des pieds mais soit avancée ou en arrière. Ceci est également vrai pour les coudes qui sont alors trop près du corps ou, à l'inverse, trop écartés.
Le corps doit ressentir une impression constante de plénitude et de continuité du mouvement, chaque interruption ou déséquilibre faisant perdre cette qualité.
Si ces situations de déséquilibre continuent de se vérifier, la meilleure chose à faire reste encore de répéter l'exercice en le reprenant du début et en visant une amélioration dans l'unité des mouvements.
L'harmonie doit être aussi transmise à chaque muscle, tendon et os du corps. Souvent, les mains se contractent trop vite, quand le mouvement doit encore passer par les épaules, ou bien les tendons des mains restent tendus.
Il faut s'entraîner aux mouvements du tai chi chuan en les combinant avec des mouvements des mains typiques de la forme : cela permet une meilleure harmonie entre les diverses parties du corps et facilite le » ressentir » de l'énergie.

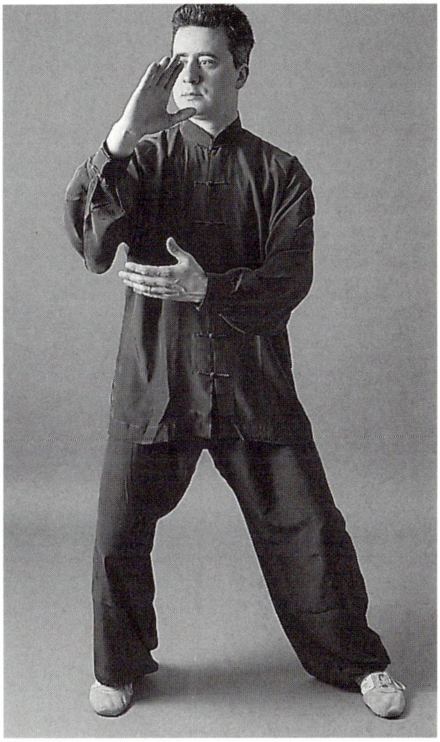

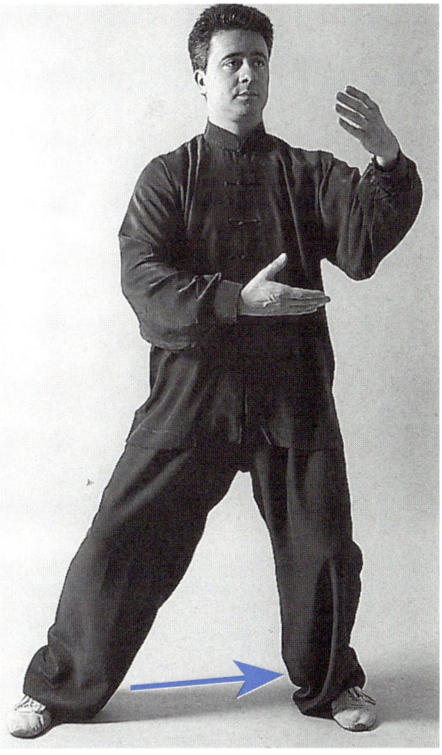

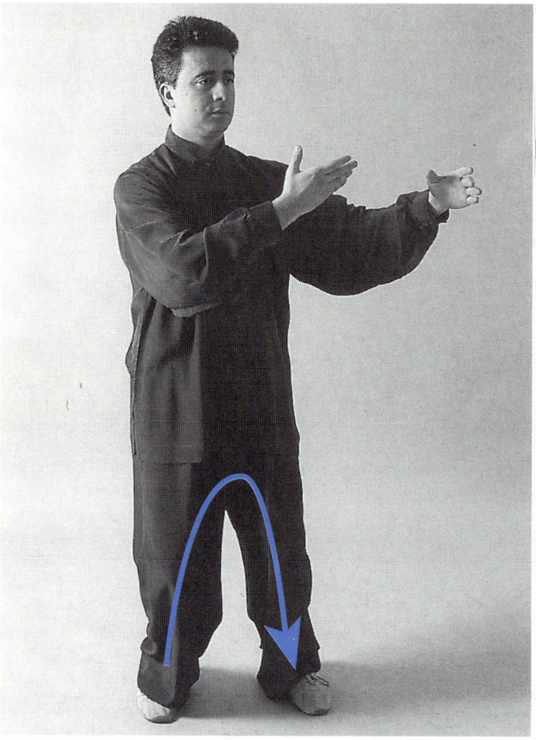

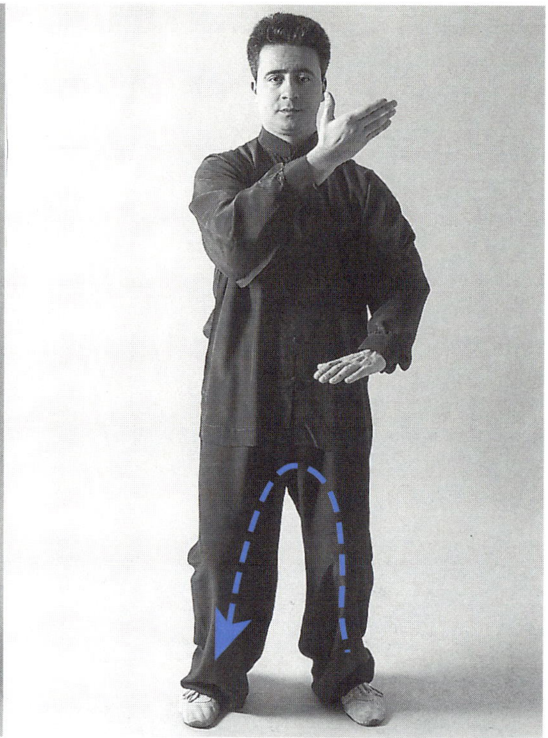

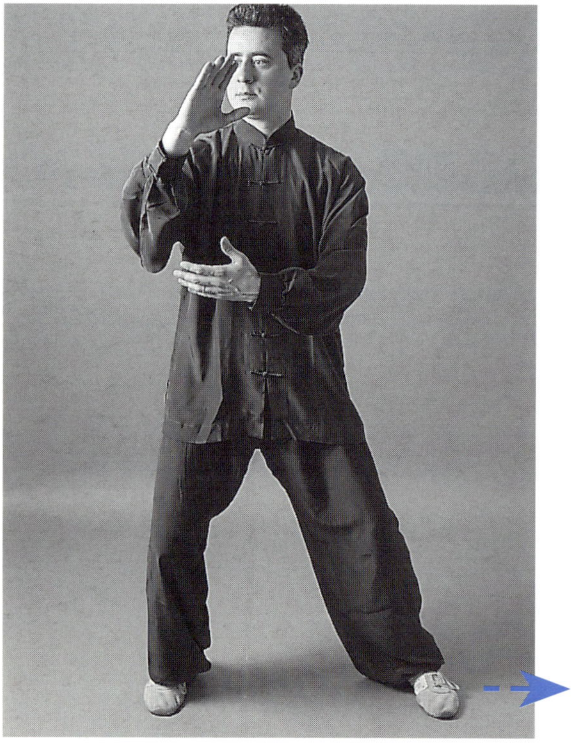

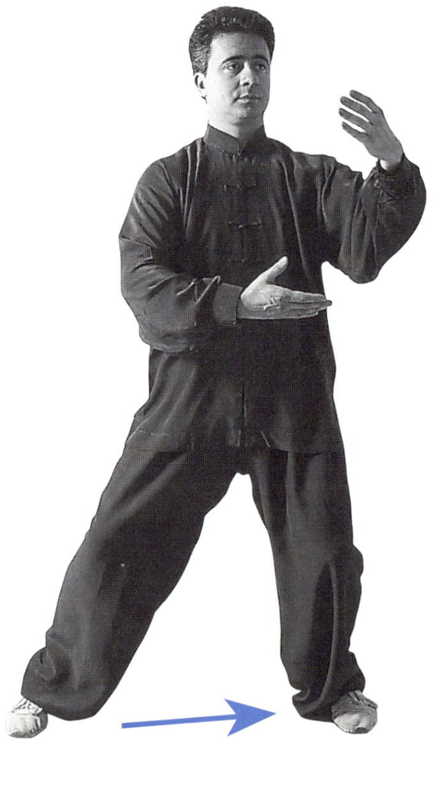

LA RESPIRATION, LA RELAXATION ET LA CIRCULATION DU QI

Une respiration correcte et régulière aide à progresser de manière notoire dans la discipline du tai chi chuan. C'est ce que nous nous attacherons à démontrer tout au long de ce chapitre. De même, seront détaillés dans les pages qui suivent certains exercices aidant à développer la conscience du Qi, connus sous le nom de Qi gong, c'est-à-dire « travail du Qi ». N'ont été sélectionnés ici que les exercices les plus couramment utilisés par les maîtres pour faire croître l'énergie du corps avant d'exécuter les mouvements du tai chi chuan.

LA RESPIRATION

Même si, au départ, il n'y a pas lieu de s'occuper de technique respiratoire à proprement parler, l'attention étant focalisée avant tout sur l'amélioration des qualités corporelles durant l'exécution des positions et sur le maintien des trois coordinations précédemment décrites, il faut toutefois garder en tête que la respiration doit être la plus naturelle possible. Naturel signifie ne pas forcer en prenant des respirations trop profondes ou encore trop brèves. Il convient alors de porter un minimum d'attention à la respiration et de s'assurer qu'elle soit bien régulière et constante. À partir d'un certain âge, la respiration se fait plus courte car, au fil des ans, les muscles intercostaux et le diaphragme, s'ils ne sont pas entraînés, perdent en efficacité. Selon la culture chinoise, le corps se nourrit non seulement d'aliments mais aussi d'énergie yang, que l'on absorbe de l'univers par la respiration. En outre, chaque expiration permet d'expulser l'énergie négative yin. Il faut savoir que, durant un cycle respiratoire ordinaire, seulement 10 % de l'air contenu dans les poumons est changé et que plus l'homme avance en âge, plus la proportion tend à diminuer.

Pour augmenter ce pourcentage, il faut s'entraîner à la respiration « abdominale » ou « inversée », appelée également « respiration prénatale » car c'est celle qu'emploie le fœtus pour prendre les aliments de sa mère. On l'appelle encore la « respiration taoïste » car c'est celle qu'utilisent les moines dans leurs techniques de longévité. Ce type particulier de respiration présente l'avantage de tranquilliser tout l'organisme et de transmettre un certain calme intérieur, conditions indis-

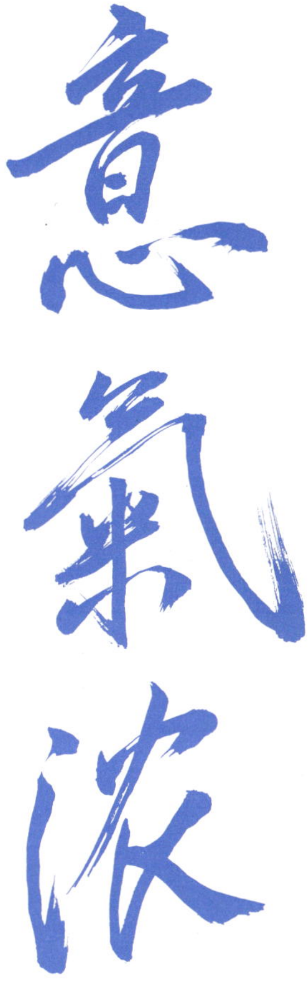

I et Qi, « l'intention vous remplit de Qi »

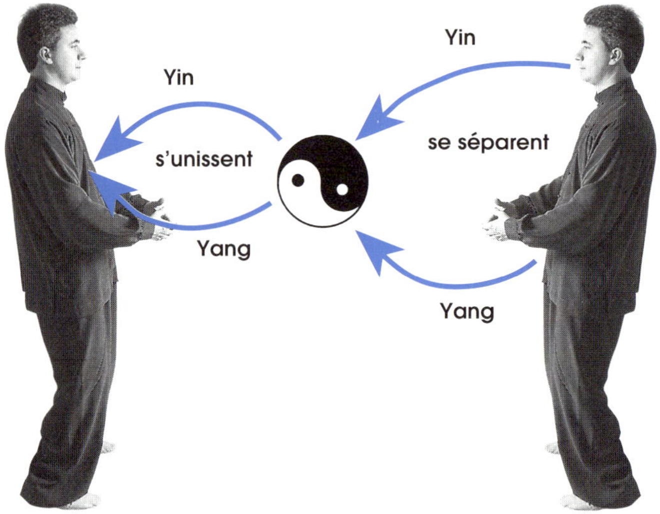

À l'inspiration, l'air qui remplit les poumons se mélange à l'air provenant du Dan tian. Après que l'air a absorbé la partie positive, il est expulsé, dilatant légèrement l'abdomen

pensables pour une bonne pratique du tai chi chuan. Pour s'entraîner à cette respiration, on peut faire, au niveau abdominal, l'exercice appelé Ti bao shi, c'est-à-dire « soutenir le ballon ». Mettez-vous à l'aise en position debout et imaginez soutenir un ballon devant l'abdomen.

À l'inspiration, pensez que ce ballon est absorbé par le nombril. En expirant, imaginez que le ballon se gonfle, comme une extension de l'abdomen.

Un autre exercice consiste à imaginer que l'on pousse une grosse machine ou que l'on soulève un poids très lourd. Sous l'effort, l'abdomen se dilate en utilisant la bonne respiration. Une respiration très utilisée par certains maîtres âgés est celle de la tortue, un animal à la grande longévité. Elle consiste à ralentir le plus possible le rythme d'inspiration-expiration en passant de 14-15 actes respiratoires par minute à 1 à 2 par minute, en utilisant la respiration inversée.

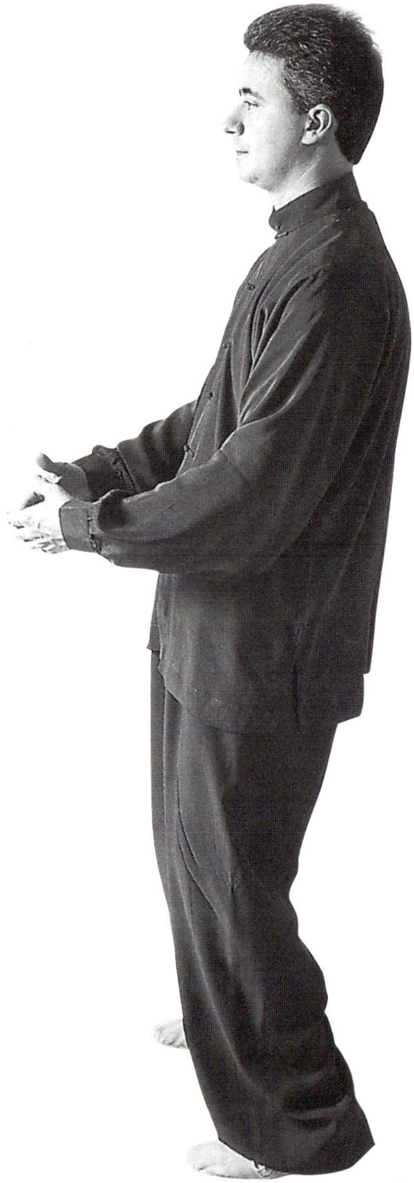

Pour arriver à ce résultat, il faut s'appliquer à exécuter un quelconque exercice de tai chi chuan le plus lentement possible sans interrompre le cycle de la respiration.

À la longue, on observe une nette amélioration de la résistance physique.

LES EXERCICES « DE LA RACINE »

Pour que la forme des mouvements du tai chi ne soit pas qu'une séquence vide, il faut, outre la respiration, se pencher sur l'aspect énergétique en travaillant sur des qualités produisant quelques bénéfices concrets afin d'obtenir une amélioration des qualités combatives ou de l'état de santé général.
On comprend aisément que l'univers puisse influer sur l'être humain, pour peu que l'on s'aperçoive du simple effet de joie que peut avoir une belle journée ensoleillée ou, inversement, comme un temps gris et pluvieux peut rendre triste.
La culture chinoise explique cela en posant l'homme comme une entité de l'univers agissant selon les deux énergies qui l'animent, celle du yang et celle du yin. Pour bien pratiquer le tai chi chuan, il importe de savoir harmoniser ces deux énergies.
La première énergie que vous devez être capable de sentir est celle de la terre. Les textes classiques disent que l'énergie accumulée dans le Dan tian se combine à l'énergie prise de la terre et à celle du ciel. Pour comprendre le sens de cette affirmation, pensez à un exemple tout simple : comment le corps, tout en étant debout, peut parfois ne pas être complètement en contact avec le sol. Cela est dû au fait que le mental, le I, n'est pas dirigé vers le bas car il se concentre trop sur la coordination des mouvements des bras et en oublie les racines. Le corps doit agir à l'intérieur d'un ensemble dans le but de maintenir l'équilibre.
Certains exercices dits « de la racine » aident à améliorer la stabilité et à sentir l'énergie de la terre. Mettez-vous en position de départ, Qi li.

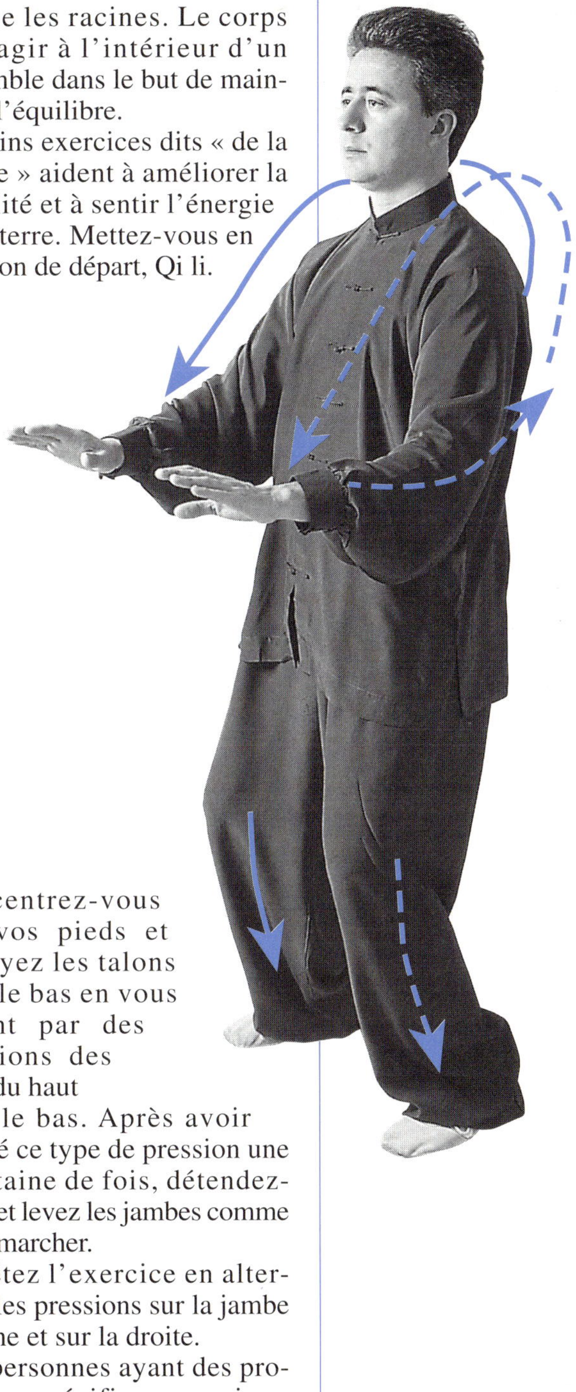

Concentrez-vous sur vos pieds et appuyez les talons vers le bas en vous aidant par des rotations des bras du haut vers le bas. Après avoir répété ce type de pression une vingtaine de fois, détendez-vous et levez les jambes comme pour marcher.
Répétez l'exercice en alternant les pressions sur la jambe gauche et sur la droite.
Les personnes ayant des problèmes spécifiques aux jambes, tels des gonflements ou varices, effectueront ces exercices très lentement.

LA RELAXATION CORPORELLE

Parmi les priorités de préparation au tai chi chuan, il faut que le corps soit bien réchauffé et surtout détendu. Pour cela, on peut effectuer quelques séries de l'exercice de Chan su chin ou « du cocon de soie ». Commencez par détendre les muscles en vous concentrant tour à tour sur diverses parties du corps, partant de la tête pour arriver jusqu'aux pieds. On peut alors passer à un exercice de régulation du Qi.
Portez les mains vers le haut et faites-les descendre lentement vers l'avant, les paumes en bas.

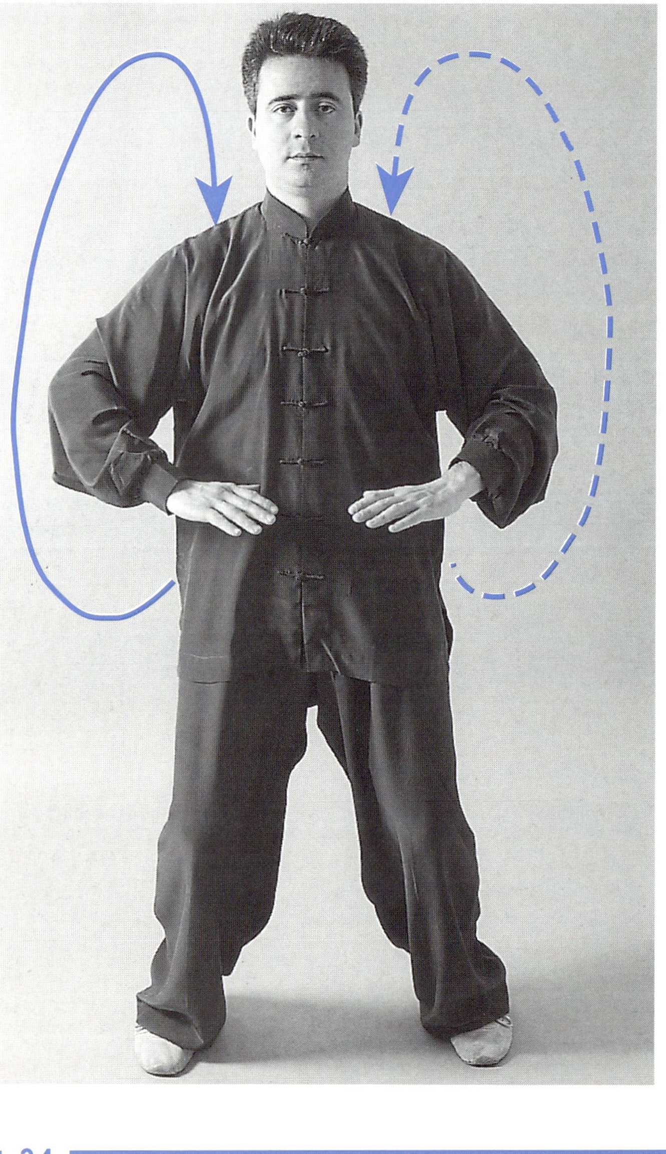

Répétez l'exercice neuf fois. Ensuite, effectuez des rotations avec toutes les articulations du corps, en commençant par les poignets, puis les coudes et les épaules, descendant ensuite aux hanches, puis aux jambes.
Effectuez des rotations horizontales des hanches, de la tête, des genoux et de la colonne vertébrale, d'abord dans le sens des aiguilles d'une montre, puis en sens contraire. Poursuivez par des rotations verticales en huit, suivant le motif du symbole du yin et du yang, qui impliqueront petit à petit de plus en plus de parties du corps, organes internes compris.
Un autre exercice de relaxation du corps consiste à essayer de reproduire le mouvement des animaux qui, sortant de l'eau, se secouent le poil : il s'agit en l'occurrence de se secouer dans toutes les directions sans durcir les muscles.
Après quelques minutes d'exercice, il est bon de se concentrer un moment sur le Dan tian pour ressourcer les différentes parties détendues.

LE DÉVELOPPEMENT DU QI

Une pratique régulière du tai chi chuan permet à l'être humain de sentir l'augmentation ou la diminution du Qi dans l'organisme. C'est un aspect difficile à saisir, surtout pour la mentalité occidentale, et ce n'est qu'à un stade de pratique avancé que l'on peut commencer à percevoir cette sensation. Le premier exercice consiste à exercer le mental, à sentir le Qi et à comprendre quelles directions il prend durant la pratique. Pour tous ceux qui pratiquent le tai chi chuan, arriver à guider et à libérer cette énergie représente la plus haute aspiration.
Il faut ici connaître certains points clés du corps :

- le Dan tian inférieur (Qihai), situé quatre doigts en dessous du nombril ;

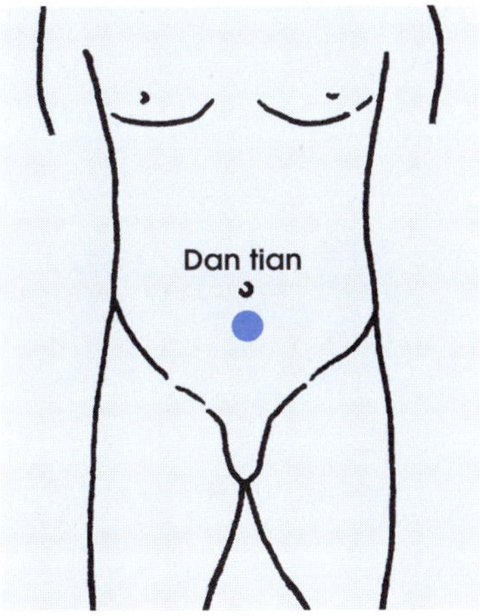

- le Baihui, au centre de la tête, au niveau du croisement entre les os crâniens ;

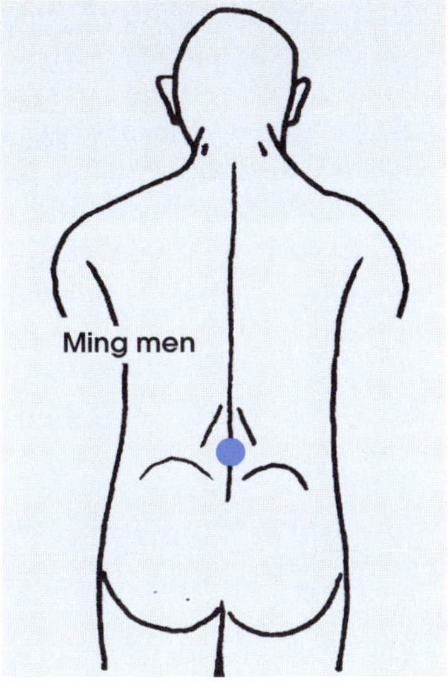

- le Gao wang pour l'homme et Huiyin pour la femme, situé entre l'anus et le sac scrotal chez l'homme et entre l'anus et l'orifice vaginal chez la femme ;
- le Laogong et le Yongquan, situés respectivement au centre de la main et du pied ;
- le Ming men ou « racine de la vie », situé sur la colonne, près de la quatorzième vertèbre ;
- le Yuzhen, au niveau de la jointure entre la première vertèbre cervicale et le crâne.

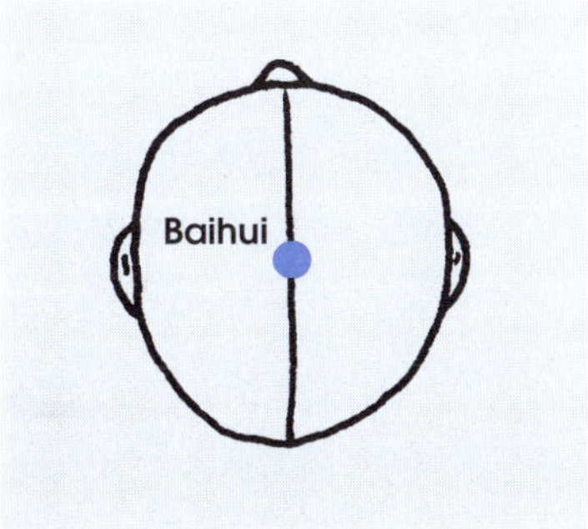

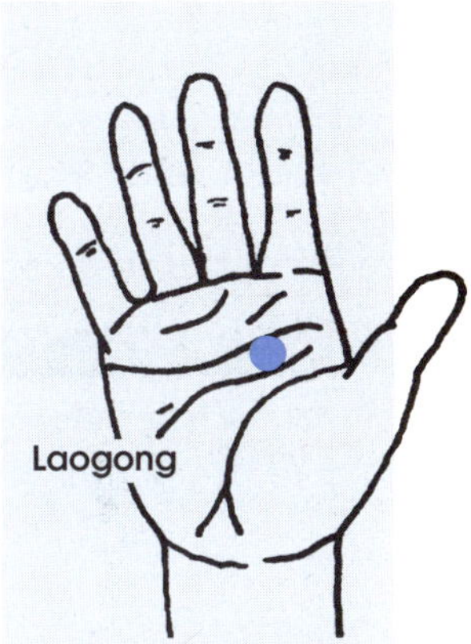

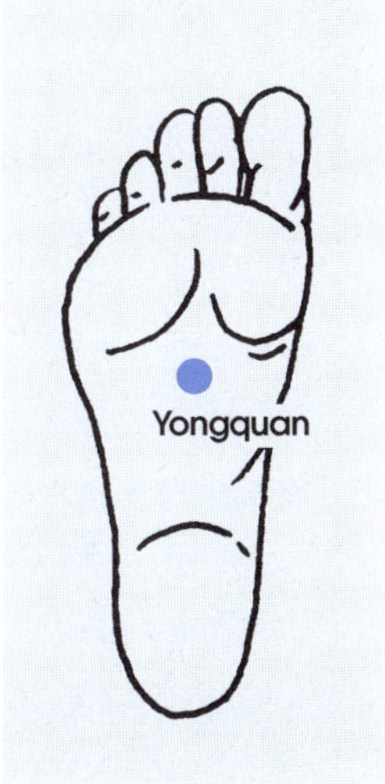

Une fois ces zones localisées, exercez-vous à les ressentir. Vous pourrez, ensuite, les relier à l'aide de simples exercices de visualisation.
L'exercice le plus répandu est celui dit de la « petite circulation ».
Il sert à garder le mental dans un état de calme et de stabilité.
Pensez à relier le point Baihui au Dan tian (Qiahi) en passant par les points Yintang et Shan zhong, et le point Huiyin ou Gao wang avec le point Ming men. Enfin, reliez ce dernier point au point initial Baihui, en passant par les points Lingtai et Yuzhen. Il est fondamental de procéder selon l'ordre indiqué.
Dans le tai chi chuan, cette circulation énergétique doit s'accompagner des mouvements physiques seulement quand la technique sera parfaitement assimilée.

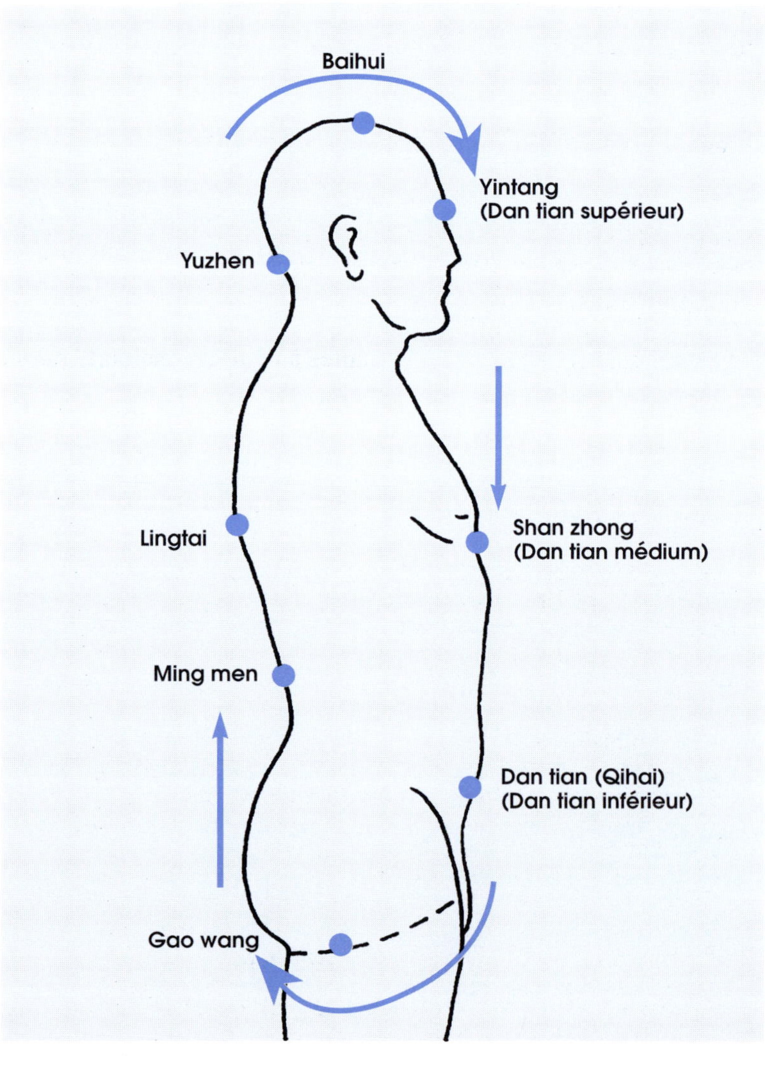

Schéma du Xiao zhoutian ou « petite circulation » avec les trois Dan tian et les points principaux. Les flèches indiquent le sens de circulation du Qi

LE MAÎTRE RÉPOND

J'ai réuni dans ce chapitre les principales interrogations des élèves ainsi que les demandes courantes du néophyte sur différents aspects de la discipline. Pour cela, j'ai rassemblé mes souvenirs de vingt années de pratique en tant que maître de tai chi chuan.

Pourquoi rencontre-t-on différentes appellations du tai chi chuan ?

Taiji quan est le nom aujourd'hui utilisé en République populaire de Chine, depuis que le gouvernement a introduit l'écriture Pinyin pour la transcription de la langue en caractères occidentaux.
Auparavant, le terme utilisé était tai chi chuan. Il est encore très utilisé à Taïwan et aux États-Unis.
En Asie, on trouve aussi des variantes à ce terme, selon le pays et la langue.

LES DIFFÉRENTES APPELLATIONS

Le tai chi chuan s'appelle de différentes manières selon le pays et la langue. Le terme courant aujourd'hui est Taiji Quan, mais le nom de tai chi chuan reste encore très utilisé. Voici encore d'autres appellations à ce jour recensées :

T'ai chi ch'üan,	Tai ki tsiuan,
T'ai ki k'iuan,	Tai kic kuen,
Tai ji meng,	Tai kik,
Tai Ki,	Tai kik kuen,
Tai ki kiuan,	Tai kik pai,
Tai ki tchuan,	Tai kit kuen.

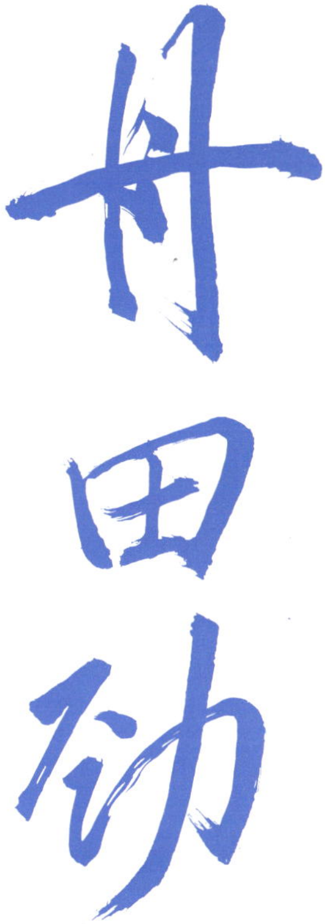

Dan tian jing,
« l'essence est dans le Dan tian »

Qu'est-ce qui différencie le tai chi chuan moderne du tai chi chuan traditionnel ?

Le tai chi chuan est un art millénaire et, tout naturellement, il a subi une certaine évolution. Le changement le plus important est, sans conteste, celui advenu suite à la Révolution culturelle, qui a bridé toutes les expressions conservatrices de la culture chinoise comme les religions et certaines traditions. Les arts martiaux ne furent pas épargnés par cette salve. Aujourd'hui, est enseigné dans les instituts d'éducation physique de Chine le tai chi chuan moderne, qui se distingue de la méthode dite « traditionnelle » ou « orthodoxe » par un mouvement plus gracieux et plus doux et une moindre importance accordée à l'application stricte des techniques, à l'inverse du tai chi chuan traditionnel, qui en fait une priorité.

Quelles sont les différences entre tai chi chuan et Taiji Qi gong ?

Dans le tai chi chuan, la compréhension des exercices se fonde sur la technique de défense vue comme une attaque car il s'agit, avant toute chose, d'un art martial. Le Taiji Qi gong, lui, consiste en une série de techniques visant exclusivement à l'amélioration de la santé par une combinaison de mouvements circulaires et de respiration intérieure.
D'une manière générale, le tai chi chuan doit intégrer certaines techniques spécifiques au Taiji Qi gong afin de préparer au mieux l'accumulation et l'émission de la force.

À quel âge faut-il débuter la pratique du tai chi chuan ?

Il n'y a pas d'âge idéal pour commencer le tai chi chuan. J'ai moi-même enseigné à de nombreux élèves débutants de plus de cinquante ans qui, malgré leur âge, ont pu par la suite acquérir une souplesse étonnante. Certains même débutent après la retraite, à plus de soixante-cinq ans. Pour les techniques spécifiquement martiales, il est toutefois conseillé de débuter entre vingt et trente ans.

Quels sont les bénéfices concrets après une année de pratique ?

Au bout d'un an, déjà, vous réussissez à atteindre un niveau accru d'attention dans tous vos mouvements, par exemple dans votre manière de marcher et de respirer ; votre corps a gagné en souplesse ainsi qu'en capacité à se relaxer.
Cela suffit, la plupart du temps, à soulager les douleurs articulaires dues au manque d'un mouvement spécifique et à éliminer l'état de stress généré par une tension interne. Le tai chi chuan permet globalement de rester en meilleure santé et prévient, entre autres, l'apparition de certaines maladies psychosomatiques.

Doit-on obligatoirement apprendre la partie martiale ?

Pour pouvoir pratiquer le tai chi chuan, il n'est pas indispensable d'apprendre à se défendre. Ce qui importe est de savoir déplacer correctement sa propre énergie Qi. Toutefois, pour qui souhaite une perception plus complète et une appréciation de ses propres résultats, il convient alors d'apprendre les techniques et applications relatives et de s'entraîner, d'exercer au moyen des exercices en couple de poussée des mains (Twei shou) les diverses forces qui composent le tai chi chuan.

Qu'est-ce que le Qi et comment peut-on le sentir ?

Le Qi est présent chez tous les êtres humains et contribue, en grande partie, à leur survie. Il existe trois types fondamentaux de Qi : le Qi naturel, appelé également céleste, le Qi terrestre, qui dérive des aliments, et le Qi léger ou « des cinq organes ». Ce dernier est le Qi primaire, qui se trouve dans le corps humain et que l'on désigne aussi par Zhen qi. Le tai chi chuan tente de maintenir et de développer ce dernier type de Qi. En s'efforçant de marcher, de respirer et de se déplacer de manière correcte et suivant les lois qui régulent le yin et le yang, on favorise le maintien de l'équilibre de cette énergie dans le corps, avec les bénéfices qui en découlent. Après les exercices de tai chi chuan, certains élèves éprouvent la sensation d'un liquide chaud qui se déplace le long des canaux ou méridiens, d'autres sentent un courant provoquant de légers frissons sur son passage.

Où et par quel temps pratiquer le tai chi chuan ?

On conseille généralement de s'entraîner le matin à l'aube, quand la progression du Qi dans la nature, ou Da zi ran jing qi, est la plus forte. Cela n'exclut aucunement le reste de la journée, en évitant toutefois les jours venteux ou trop brumeux. Les meilleurs endroits sont ceux où l'homme se sent ressourcé, comme les jardins et les parcs, en particulier au voisinage d'arbres ou de végétation très ancienne. D'une manière générale, sont adaptés tous les lieux tranquilles où l'esprit n'est pas dérangé et peut se concentrer totalement sur le moi.

Pourquoi dit-on que le tai chi chuan est un style interne ?

Le tai chi chuan n'est pas seulement constitué de mouvements lents et musculaires. Outre les muscles, il fait intervenir les os et ligaments qui contribuent à créer le mouvement et, combinés à la volonté ou I, à déplacer le Qi dans l'organisme.

Qu'est-ce que l'I ?

L'I, la volonté, est le ressort primordial qui déclenche l'intention. En son absence, l'être humain peut avoir envie d'exécuter une action déterminée mais ne réussit pas à la concrétiser. C'est un peu comme si l'on mettait une casserole d'eau sur le gaz et que l'on se contentait d'ouvrir le robinet à gaz. Sans étincelle, le feu ne s'allumera jamais et l'eau ne pourra pas bouillir. De même, il ne suffit pas de s'entraîner au tai chi chuan pour en obtenir les bénéfices. L'intention, en effet, doit toujours être présente.

Comment s'exercer sans un bon maître ?

Celui qui a réellement l'intention de comprendre n'a pas forcément besoin d'un maître. Au début, il peut s'exercer seul, à l'aide d'un bon manuel. Il convient alors de suivre quelques règles de base : s'échauffer par des mouvements préparatoires et se préparer à libérer les canaux. S'exercer à la marche et aux mouvements de base pour la fluidité des techniques. Développer un seul exercice à la fois et le répéter pour pouvoir apprendre la séquence. Passer ensuite à l'exercice suivant, mais seulement une fois que le précédent est bien exécuté. Répéter toujours la séquence du début en cherchant à rassembler les groupes d'exercices, sans interruption de mouvements. Rester concentré durant toute la séance et ne se laisser distraire par aucune autre pensée. Pour un entraînement à l'intérieur, éteindre les lumières, appareils électriques, téléviseur, radio et toute éventuelle source de distraction.
Pour pouvoir progresser et comprendre si ses propres gestes sont exécutés correctement, il faut, à l'occasion, les faire contrôler par un expert. Mais cela n'enlève en rien la validité d'un entraînement personnel quotidien.

Entre tous les styles existants de tai chi chuan, lequel est le meilleur ?

On ne peut dire qu'un style soit meilleur qu'un autre, car ce genre de jugement est totalement subjectif. Toutefois, il faut savoir qu'il existe différentes expressions de l'énergie. Toute technique, du moment qu'elle est bien suivie, fait d'un type particulier de tai chi chuan une sphère propre et unique en son genre. N'importe qui peut connaître superficiellement de nombreux styles de tai chi chuan et exercer ces disciplines de manière approximative. Il ne sert à rien de vouloir connaître le « meilleur style » qui soit. Mieux vaut chercher à améliorer son propre style, sans non plus se fermer à toute autre expérience mais en restant toujours ouvert aux échanges réciproques.
Ne refusez pas tout net un style ou un maître, mais cherchez plutôt à comprendre à quoi sont dues ces différences ; ensuite, si vous le jugez utile, vous pourrez introduire certains éléments nouveaux dans la pratique pour enrichir votre propre tai chi chuan.

Que signifie « distinguer le substantiel du non substantiel » ?

Durant la pratique du tai chi chuan, le corps tout entier se déplace comme suspendu dans un liquide dense. L'élève doit sentir le déplacement du poids d'une jambe à l'autre et distinguer la situation de « plein » de celle de « vide ». Le Shi, qui est le plein, et le Xu, qui est le vide, sont deux concepts qu'il faut arriver à bien comprendre et sentir pour les intégrer, par la suite, à la pratique du tai chi chuan. Un corps trop rigide sera trop plein, ce qui bloquera les mouvements, ceux-ci devenant discontinus et rigides, avec parfois des pertes d'équilibre. Un corps trop vide, lui, est privé de vitalité et perd la capacité à garder un bon niveau de flux de Qi. Généralement, le type trop Xu a le buste rigide et les épaules hautes, tandis que le type trop Shi garde la tête baissée et ses mouvements deviennent inconsistants.

Pourquoi certains adoptent-ils une tenue blanche, d'autres une tenue noire ou encore bleue ?

En Chine, la tendance n'est pas à l'unification, à l'inverse d'autres pays comme le Japon. C'est précisément de la diversité qu'est né le tai chi chuan et qu'il continue de se développer. La tenue ne sert qu'à distinguer une école d'une autre et dépend bien souvent du goût purement esthétique du maître. Aujourd'hui, trois couleurs prédominent : le blanc est utilisé en majorité par les agnostiques du tai chi chuan moderne ; le noir est bien souvent la couleur de prédilection des traditionalistes ; quant au bleu, couleur taoïste, il est employé le plus souvent par les écoles qui étudient ensemble divers styles internes et tentent de les réunir pour trouver la voie du Tao.
La tenue classique se ferme devant par des boutons chinois. Aujourd'hui, on utilise de plus en plus des tenues plus commodes pour l'entraînement, comme les survêtements et les sweat-shirts de coton. La seule chose qui importe vraiment est que la tenue soit confortable et large, pour permettre une certaine liberté de mouvement.

Certains pratiquent le tai chi chuan pour être en bonne santé, d'autres s'entraînent pour la compétition. Quel est le meilleur choix ?

Toutes les motivations sont bonnes si elles donnent lieu à une pratique constante du tai chi chuan. Aucune n'est prioritaire par rapport à l'autre, aucune n'est inutile. Là encore, il convient de garder un équilibre et de doser les expériences, sans rester ancré dans un but unique. Trop de compétition ne sert à rien, tout comme trop de combat. Il faut accomplir les expériences naturellement et sans obligation. Par exemple, on peut s'exercer dans des parcs sans se préoccuper de ce que les autres peuvent penser ou encore participer à une compétition sans avoir comme objectif premier la victoire. Par ce genre d'attitude, on peut améliorer son propre tai chi chuan.

LA FORME TAI CHI CHUAN 24 POSITIONS

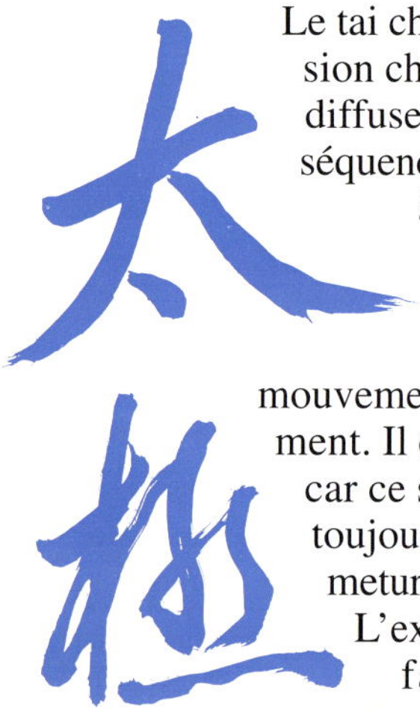

Taiji « suprême mouvement »

Le tai chi chuan simplifié, dit aussi « 24 positions », a été conçu par la commission chinoise pour le sport, dans le but d'uniformiser le tai chi chuan et de le diffuser à l'étranger. Cette forme est composée de vingt positions tirées de la séquence longue du style Yang, trois d'entre elles étant exécutées à droite puis à gauche, et l'une d'entre elles répétée deux fois, ce qui donne un total de vingt-quatre positions. Pour exécuter cette forme, il est conseillé de se placer face au sud, en suivant le schéma indiqué ci-contre. Le trajet représenté est constitué de l'ensemble des déplacements : les mouvements sont toujours effectués sur la même ligne, en se déplaçant latéralement. Il est important de noter le point où s'effectuera le premier mouvement, car ce sera également le point où se terminera le dernier mouvement. Il faut toujours commencer et terminer avec des mouvements d'ouverture et de fermeture, en se concentrant sur le Dan tian.

L'exécutant doit rester concentré sur le mouvement global. Pour cela, il lui faudra exécuter d'abord chaque mouvement au moins trente-six fois. Quand tous les mouvements auront été répétés, il devra les unir les uns aux autres en complétant une section ou encore en réunissant quelques mouvements, trois environ. Chaque section doit s'ajouter l'une à l'autre jusqu'à la huitième, arrivant ainsi à un total de vingt-quatre positions. La séquence des mouvements ne doit pas être interrompue. Ne fractionnez pas une forme et, si vous devez faire une pause, recommencez ensuite du début. Les premières fois, la respiration doit être naturelle, en recherchant toujours un état de relaxation. Quand vous avancerez dans votre apprentissage, il faudra chercher alors à respirer avec l'abdomen, en gardant le thorax et les poumons détendus.

À la fin, la séquence tout entière des mouvements devra être exécutée durant un temps minimal de cinq minutes.

INSTRUCTIONS POUR SUIVRE LES EXPLICATIONS ET LIRE LE SCHÉMA

Dans la légende du schéma, le mouvement est analysé selon la séquence de gestes qui doit suivre. C'est pourquoi il est important que cette indication soit suivie fidèlement, sans modification aucune. L'explication part de la position des pieds et poursuit en décrivant les mouvements du reste du corps, pour finir avec celui des mains. La forme s'inscrit dans l'espace en prenant comme point de référence les quatre points cardinaux. La position de départ est telle que nous l'avons mentionné plus haut : face au sud. Chaque direction indiquée est à comprendre en fonction de la position de départ. Dans les dessins, la **ligne continue** indique toujours et uniquement les trajectoires du pied ou de la main droite, tandis que la **ligne en pointillé** se réfère au pied et à la main gauche. Les flèches pointent vers le point d'arrivée des mains et des pieds de la figure successive. Flèches et lignes, si elles sont assez précises, doivent pouvoir former une trajectoire approximative du mouvement.

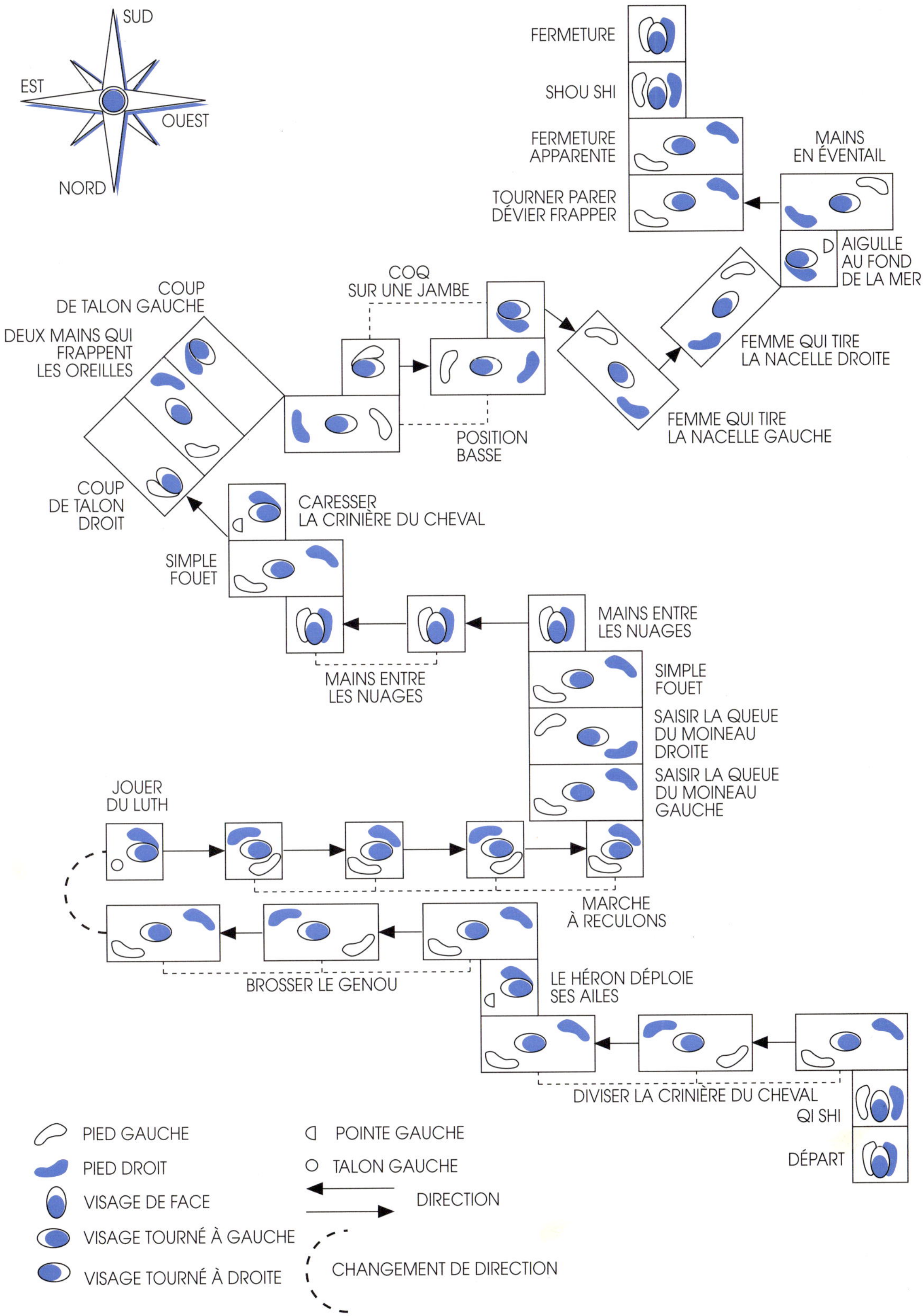
SUD
EST
OUEST
NORD
FERMETURE
SHOU SHI
FERMETURE APPARENTE
TOURNER PARER DÉVIER FRAPPER
MAINS EN ÉVENTAIL
AIGULLE AU FOND DE LA MER
COQ SUR UNE JAMBE
COUP DE TALON GAUCHE
DEUX MAINS QUI FRAPPENT LES OREILLES
FEMME QUI TIRE LA NACELLE DROITE
FEMME QUI TIRE LA NACELLE GAUCHE
POSITION BASSE
COUP DE TALON DROIT
CARESSER LA CRINIÈRE DU CHEVAL
SIMPLE FOUET
MAINS ENTRE LES NUAGES
MAINS ENTRE LES NUAGES
SIMPLE FOUET
SAISIR LA QUEUE DU MOINEAU DROITE
SAISIR LA QUEUE DU MOINEAU GAUCHE
JOUER DU LUTH
MARCHE À RECULONS
BROSSER LE GENOU
LE HÉRON DÉPLOIE SES AILES
DIVISER LA CRINIÈRE DU CHEVAL
QI SHI
DÉPART
PIED GAUCHE
PIED DROIT
VISAGE DE FACE
VISAGE TOURNÉ À GAUCHE
VISAGE TOURNÉ À DROITE
POINTE GAUCHE
TALON GAUCHE
DIRECTION
CHANGEMENT DE DIRECTION

L'EXÉCUTION DES MOUVEMENTS

Nom chinois : Yu bei, c'est-à-dire « prêts ».
Préparation : pieds joints, Bingli shi, position bien droite, détendre tout le corps, bras le long des flancs, jambes légèrement fléchies, regard en avant, langue contre le palais, respirer normalement.
Références taoïstes : position en Wu qi, se concentrer sur le Dan tian.

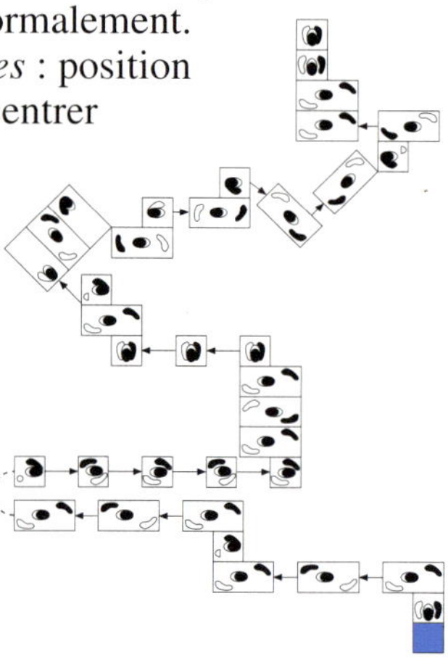

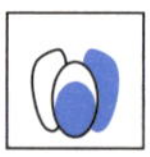

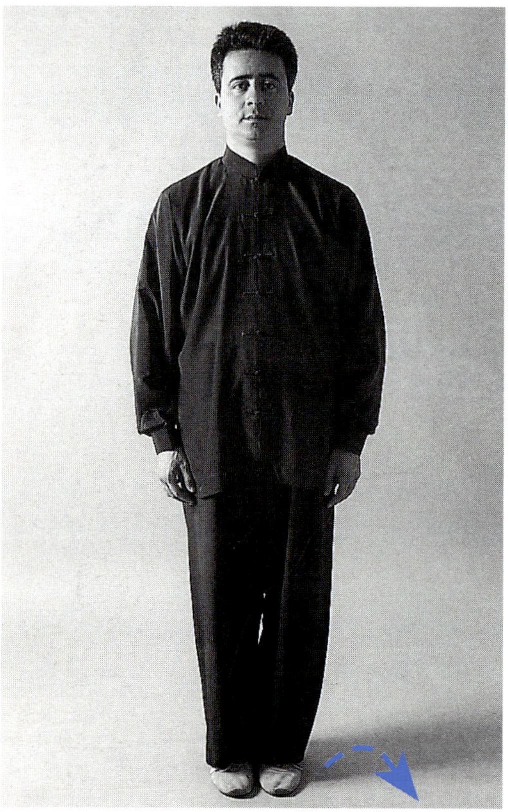

PREMIÈRE SECTION

FORME 1

Nom chinois : Qi shi, « mouvement initial », du mouvement 1 au mouvement 4.

Mouvement 1 : écarter les jambes (Qi li), en déplaçant le pied gauche à l'est. L'écartement équivaut à la largeur des épaules. Avant le déplacement, porter tout le poids sur la jambe droite. Appuyer doucement d'abord la pointe du pied gauche, ensuite le talon. Les bras pendent le long du corps.
Respiration : inspirer d'abord, en levant le pied gauche, puis expirer en l'appuyant sur le sol.
Références taoïstes : passer de la position Wu qi à la position Taiji.

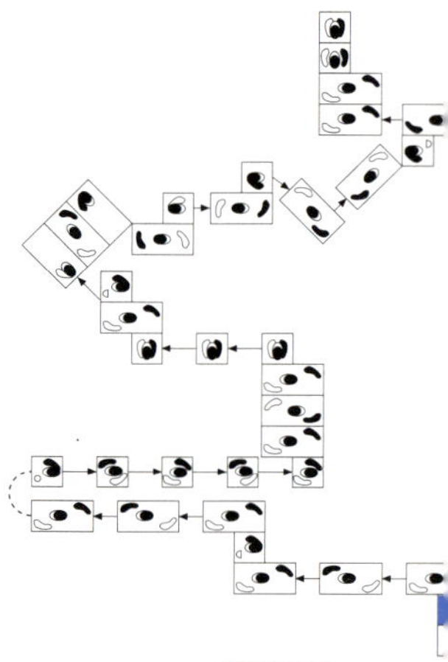

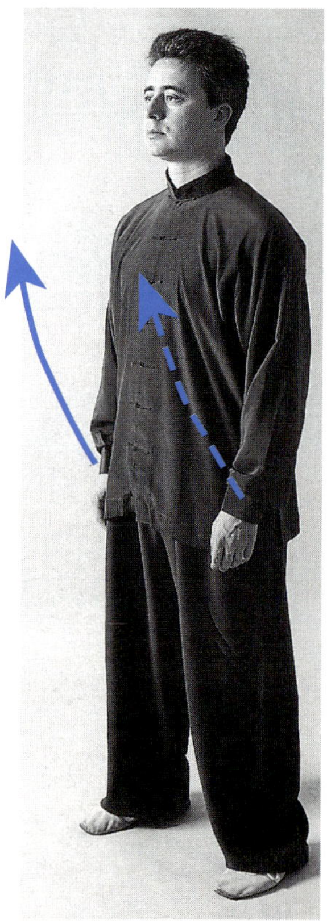

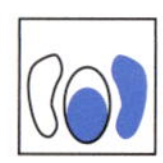

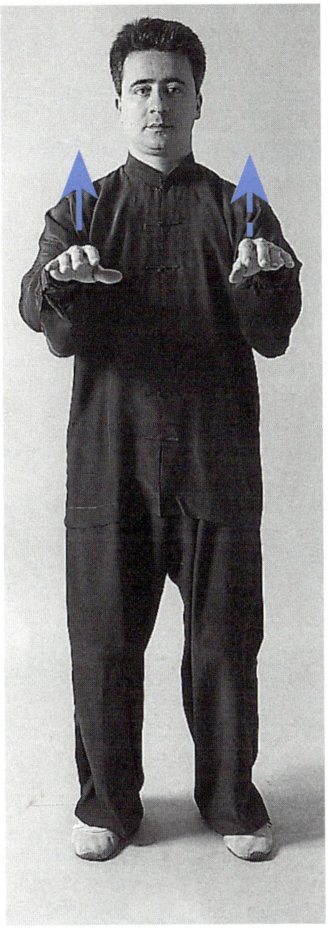

Mouvement 2 : lever lentement les bras jusqu'à la hauteur des épaules, sans les dépasser ; les doigts et les coudes sont détendus et les paumes des mains tournées vers le bas.
Respiration : inspirer.
Essence de la technique : utiliser la force Pengjing comme si les bras étaient soulevés par un ballon placé juste en dessous.

Mouvement 4 : descendre les mains jusqu'à atteindre la hauteur du nombril tout en pliant les genoux.
Respiration : expirer.
Essence de la technique : tout en descendant les mains, utiliser d'abord la force Lujing pour absorber et se concentrer sur le point Dan tian, puis appuyer avec la force Tijing sur les points Laogong et Yongquan.

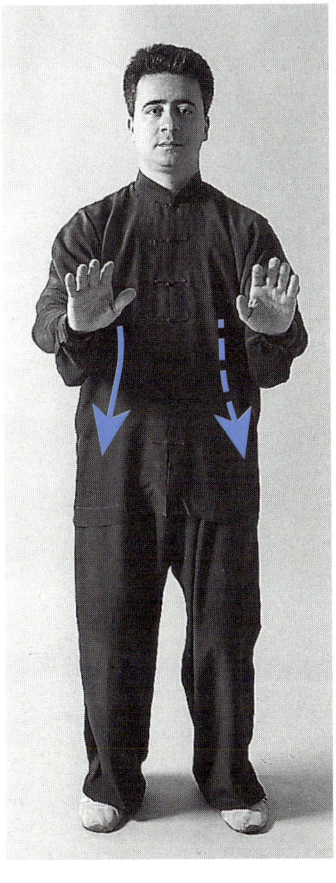

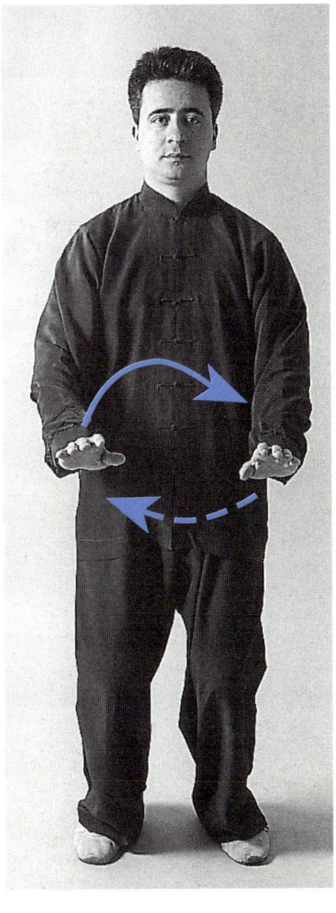

Mouvement 3 : lever la pointe des doigts jusqu'à ce que les paumes regardent vers l'avant.
Respiration : finir l'inspiration et commencer l'expiration.
Essence de la technique : utiliser la force Jijing comme si vous deviez porter toute la force sur la pointe des doigts.

FORME 2

Nom chinois : Zuo you ye ma fen zong, « gauche droite diviser la crinière du cheval », du mouvement 5 au mouvement 19.

Mouvement 5 (partie gauche) : tourner la tête vers le sud-ouest, en mettant la main gauche sous la main droite, comme si vous deviez tenir un ballon entre vos mains près du flanc droit. Déplacer en même temps le poids sur la jambe droite.
Respiration : inspirer.

Mouvement 6 (partie gauche) : déplacer, en même temps que les mains, la jambe gauche vers l'ouest en appuyant la pointe du pied au centre du corps. Ne pas déplacer les hanches et, durant le déplacement, tenir la tête et le corps droits.
Respiration : finir l'inspiration.

Mouvement 7 (partie gauche) : déplacer la jambe gauche vers l'est avec la pointe levée du sol, commencer à diriger la main droite vers le bas et la main gauche vers le haut.
Respiration : commencer l'expiration.

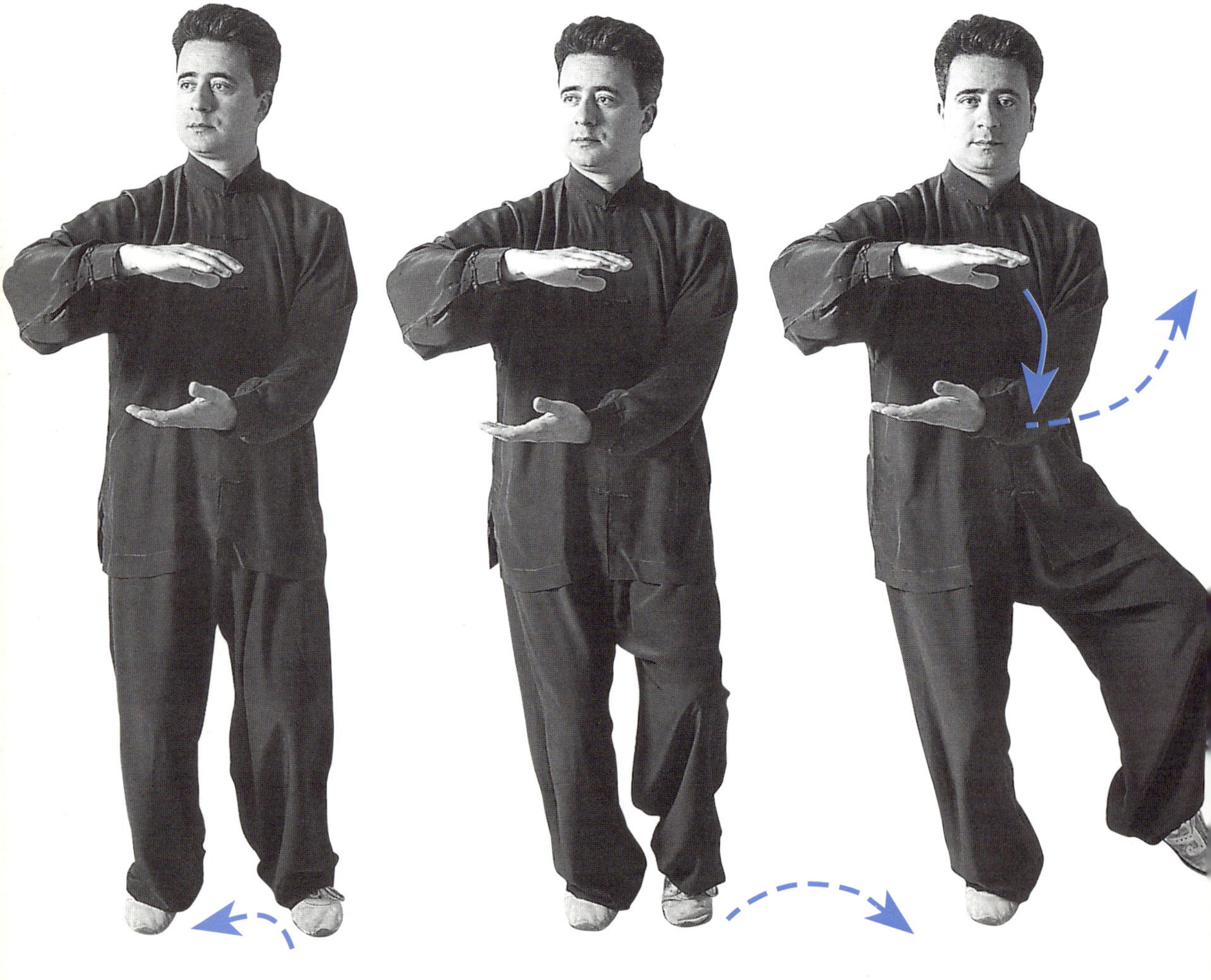

Mouvement 8 (partie gauche) : appuyer d'abord le talon puis, lentement, tout le pied gauche. En même temps, déplacer les mains comme pour caresser la crinière d'un cheval en la divisant avec les doigts, la main droite vers le bas et la main gauche vers le haut. Exécuter les deux mouvements simultanément : quand les jambes s'arrêtent, les mains doivent elles aussi s'arrêter.
Respiration : continuer l'expiration.

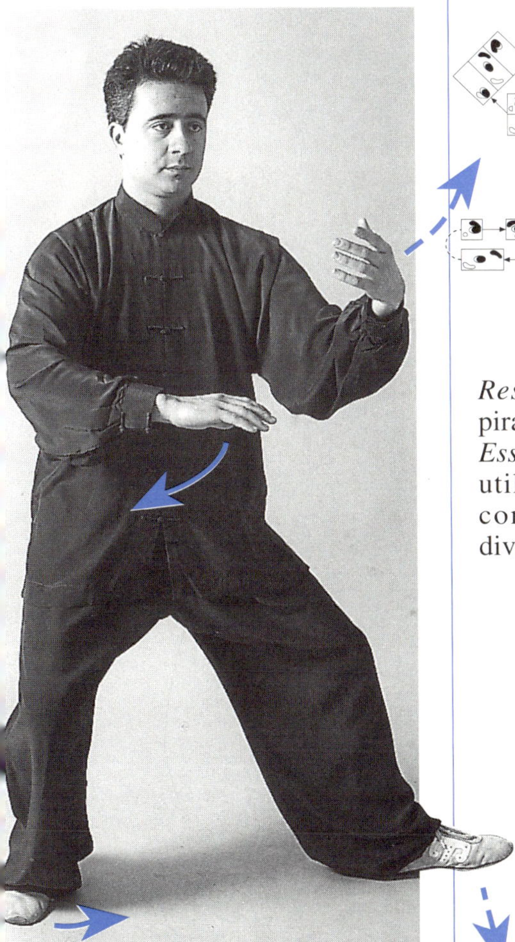

Mouvement 9 (partie gauche) : déplacer le poids du corps en avant, en suivant la position de l'archer Gong bu. Dans la position finale, le bras gauche est devant le corps, le coude gauche perpendiculaire au genou et la main gauche légèrement déplacée à droite par rapport à l'axe du visage. La main droite est séparée du flanc d'une quinzaine de centimètres environ.

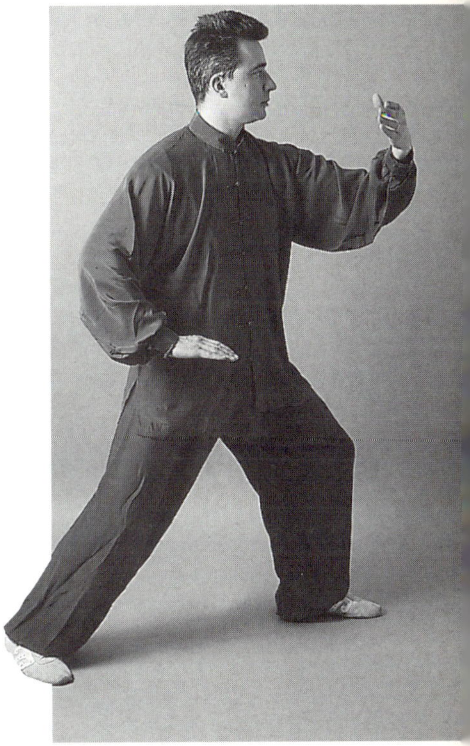

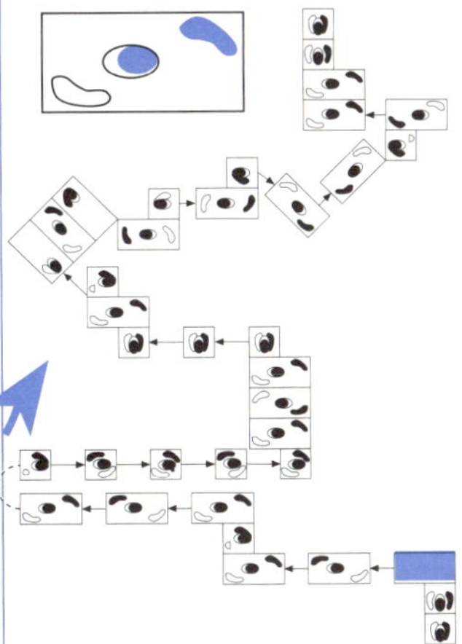

Respiration : finir l'expiration.
Essence de la technique : utiliser la force Liejing comme si vous deviez diviser quelque chose.

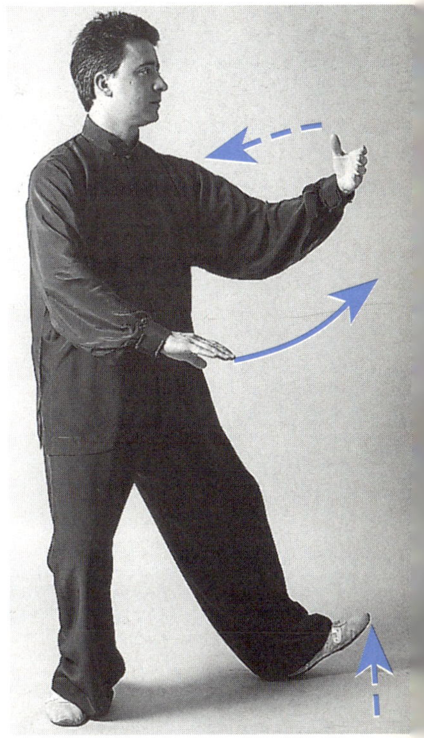

Mouvement 10 (partie droite) : déplacer le poids sur la jambe droite et soulever le pied gauche, le corps entamant une rotation nord-est.
Respiration : commencer l'inspiration.

Mouvement 11 (partie droite) : continuer à tourner le corps vers le nord-est en plaçant la main droite sous la gauche, le poids du corps portant sur la jambe gauche.
Respiration : continuer l'inspiration.

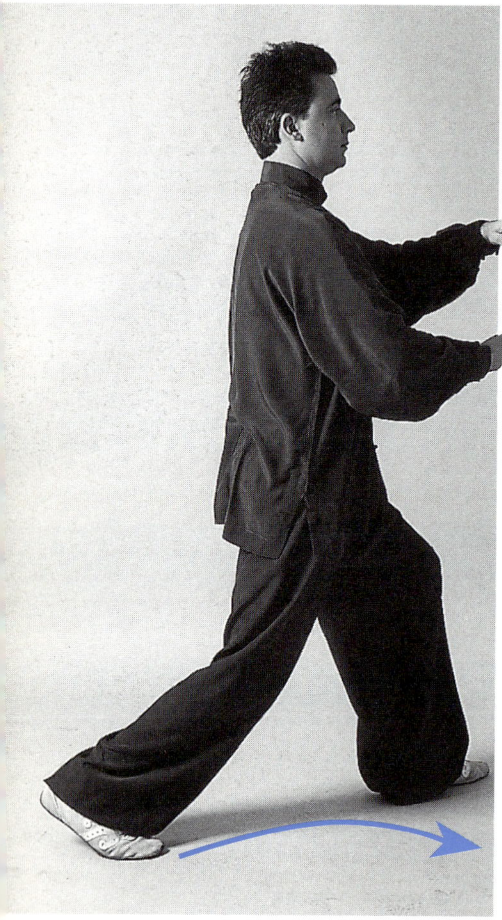

Mouvement 12 (partie droite) : déplacer le pied droit en avant, en l'appuyant par la pointe dans la position Ting bu. Continuer le mouvement avec la main droite sous la gauche, comme si vous teniez un ballon.
Respiration : finir l'inspiration.

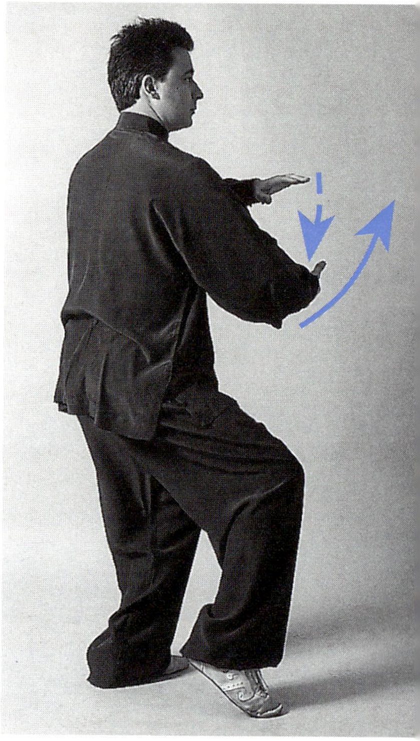

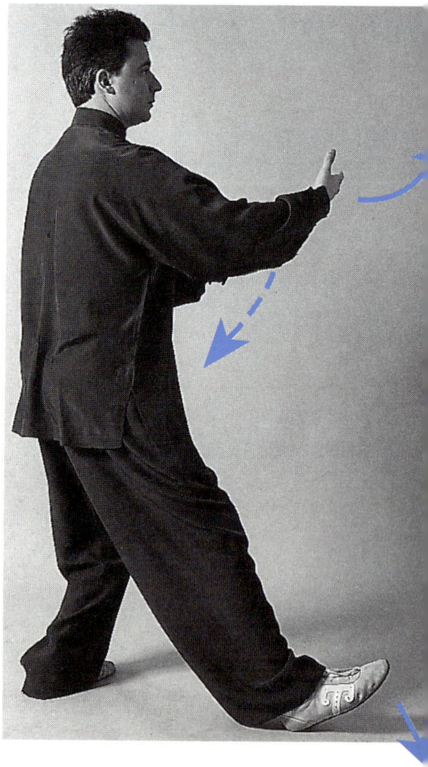

Mouvement 13 (partie droite) : diriger la jambe droite vers l'est, appuyer le talon et commencer à placer la main gauche en bas et la droite en haut.
Respiration : commencer l'expiration.

Mouvement 14 (partie droite) : appuyer d'abord le talon puis lentement tout le pied droit. Porter le poids du corps sur la jambe droite, en suivant la position de l'archer Gong bu. Tout en effectuant le mouvement, penser à caresser et à diviser la crinière d'un cheval comme au mouvement 8, en descendant avec la main gauche et en montant avec la droite. Dans la position finale, la main droite est en avant et la gauche près du flanc gauche.

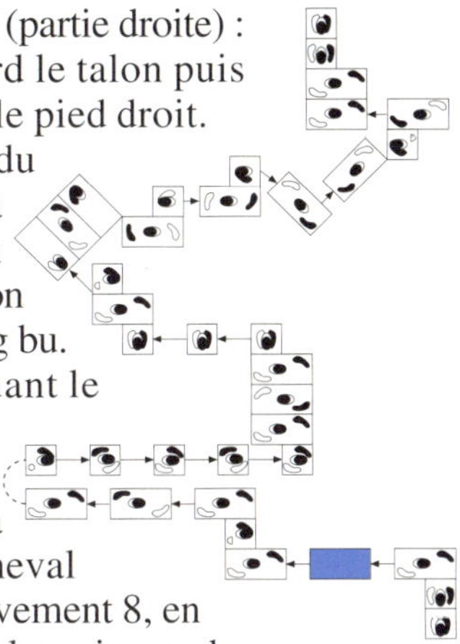

Respiration : continuer l'expiration.

Essence du mouvement : utiliser la force Liejing comme si vous deviez diviser quelque chose.

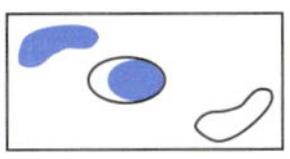

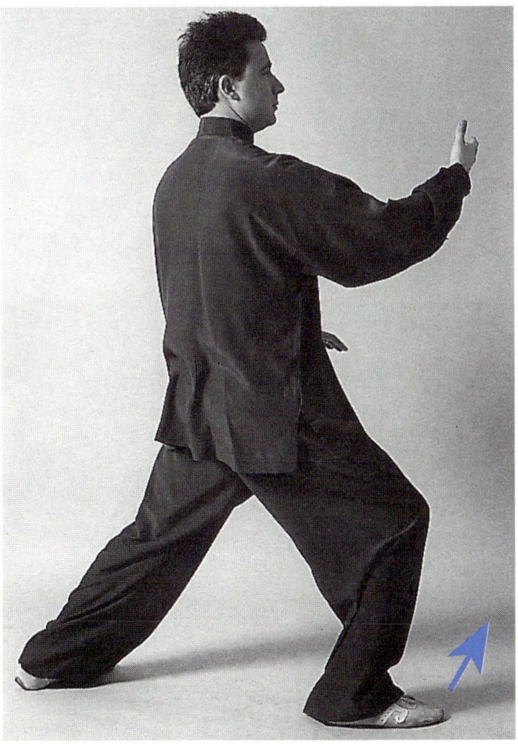

Mouvement 15 (partie gauche) : déplacer le poids sur la jambe gauche et soulever le pied droit en entamant une rotation du corps vers le sud-est.

Respiration : commencer l'inspiration.

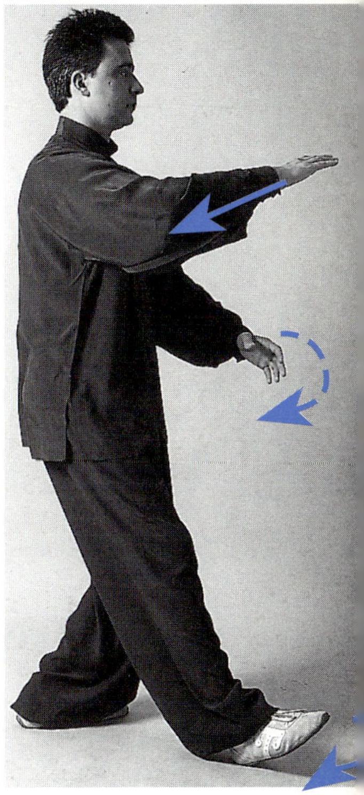

Mouvement 16 (partie gauche) : tourner le corps vers le sud-est en plaçant la main gauche sous la droite comme pour tenir un ballon. En même temps, déplacer le poids sur la jambe droite.

Respiration : continuer l'inspiration.

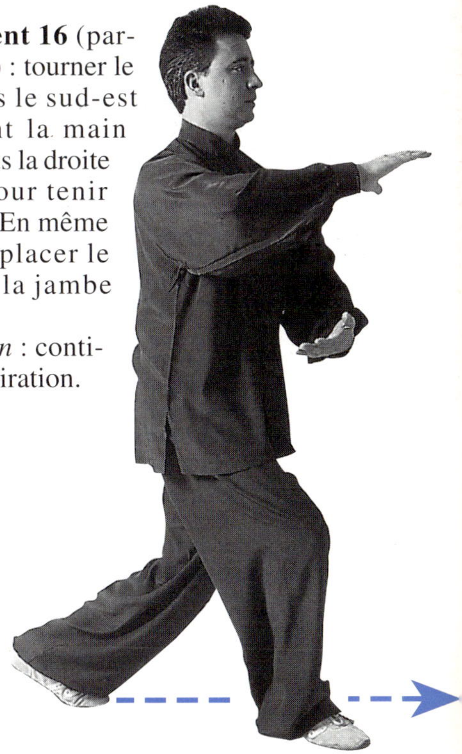

Mouvement 17 (partie gauche) : déplacer le pied gauche en avant, l'appui sur la pointe du pied en position Ting bu. Continuer le mouvement en gardant la main gauche sous la droite comme pour tenir un ballon.
Respiration : finir l'inspiration.

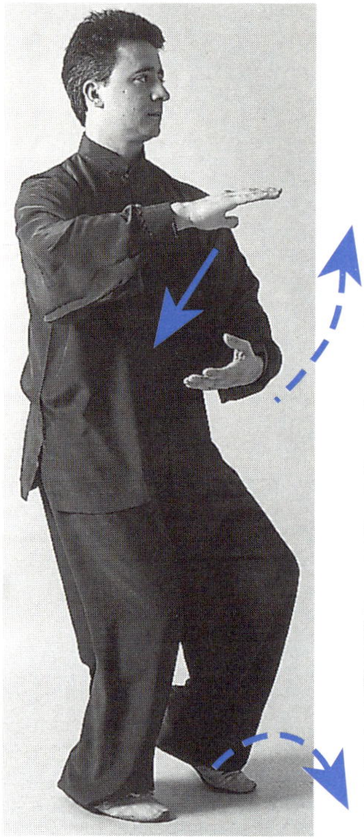

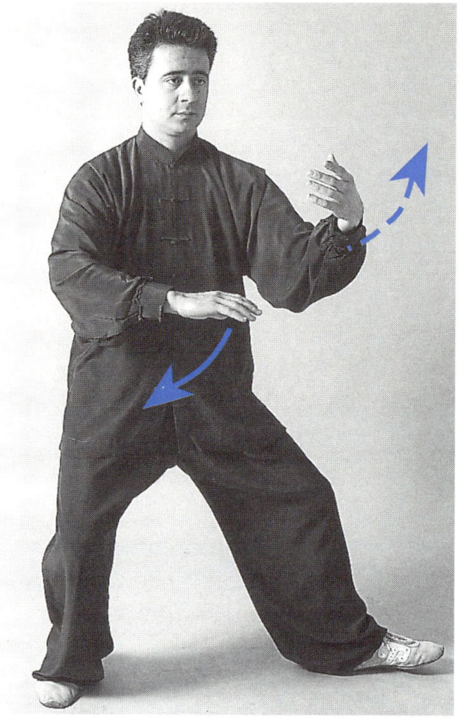

Mouvement 18 (partie gauche) : suivre le mouvement 8, *respiration* comprise.

Mouvement 19 (partie gauche) : suivre le mouvement 9, *respiration* comprise.

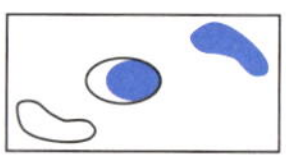

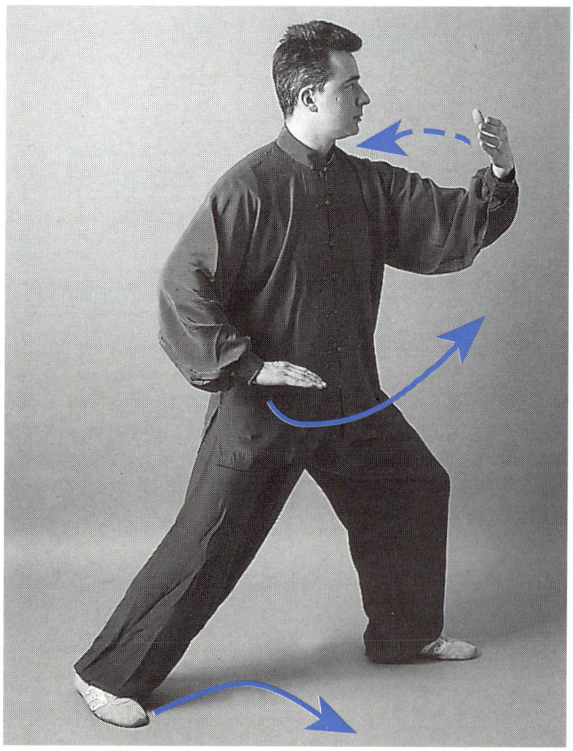

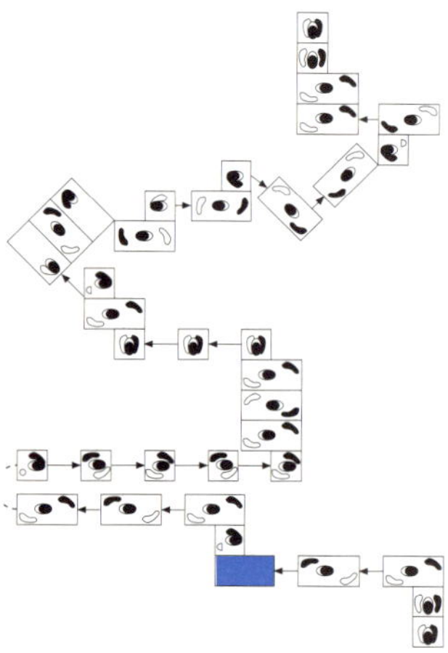

FORME 3

Nom chinois : Bai he liang chi, « la grue blanche déploie ses ailes », du mouvement 20 au mouvement 22.

Mouvement 20 : le poids du corps sur la jambe gauche, effectuer un pas vide avec la jambe droite (Xu bu) en portant le pied droit d'un demi-pas en avant, l'appui au sol sur la pointe du pied. En même temps, mettre la main droite sous la gauche comme pour tenir un ballon et tourner le buste vers le nord-est.
Respiration : inspirer.

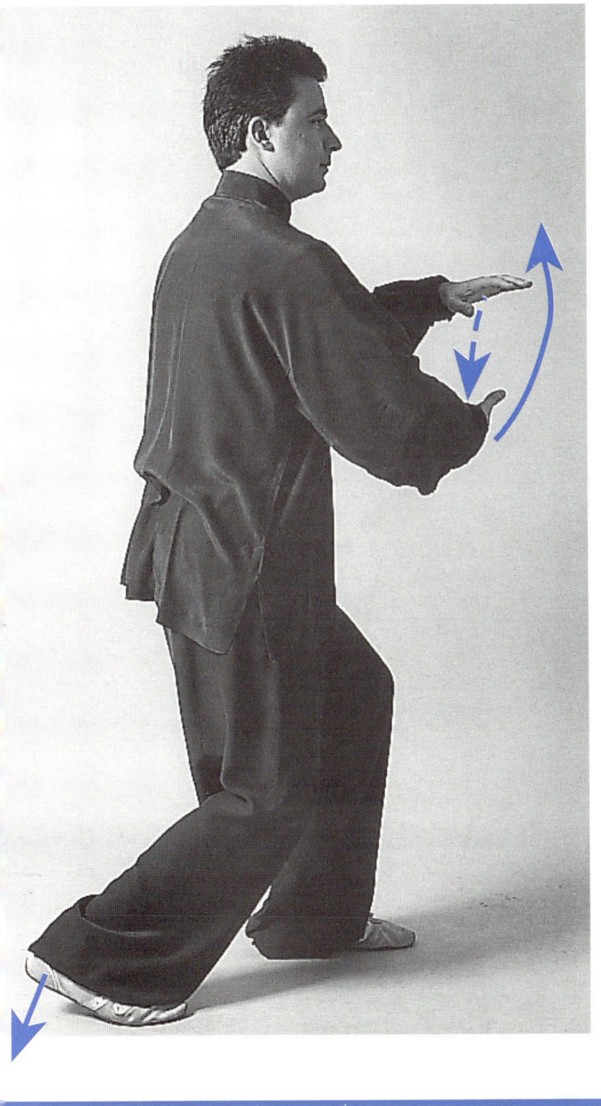

Mouvement 21 : appuyer le talon du pied droit et déplacer le poids en arrière, le corps restant droit, tout en commençant d'ouvrir les mains, la gauche vers le bas en direction du nord et la droite vers le haut en direction du sud.
Respiration : commencer l'expiration.

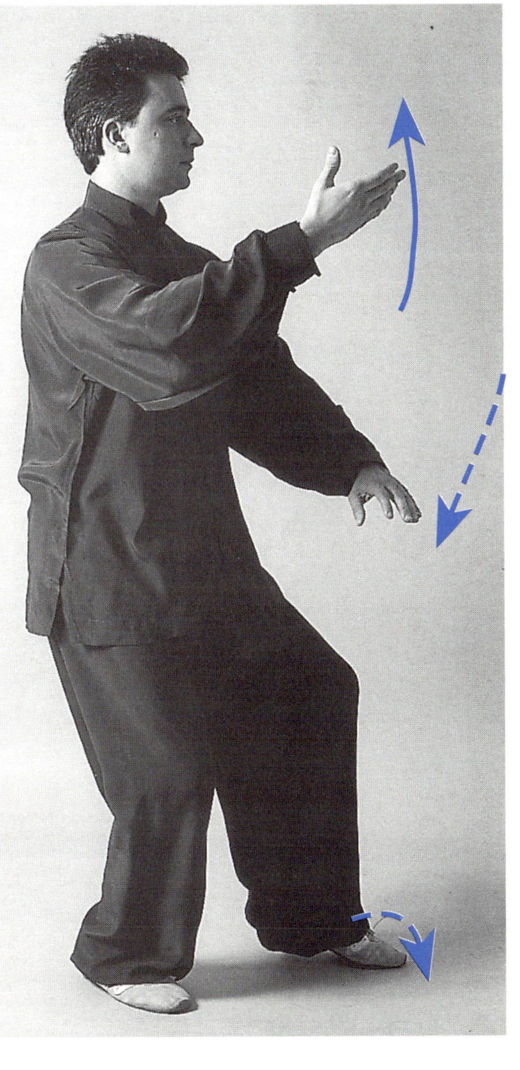

Mouvement 22 : le poids du corps sur la jambe gauche, ouvrir les bras comme s'ils étaient les ailes d'un héron. La main droite est devant le corps, à environ 20 cm des flancs, la paume vers le bas, tandis que la gauche est à la hauteur des yeux, la paume vers l'intérieur.
Respiration : finir l'expiration.
Essence de la technique : utiliser la force Pengjing pour l'extension, comme si vous essayiez de grandir.

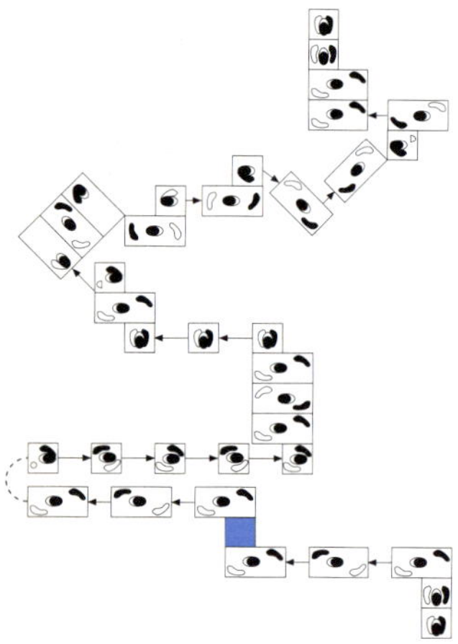

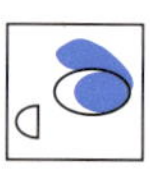

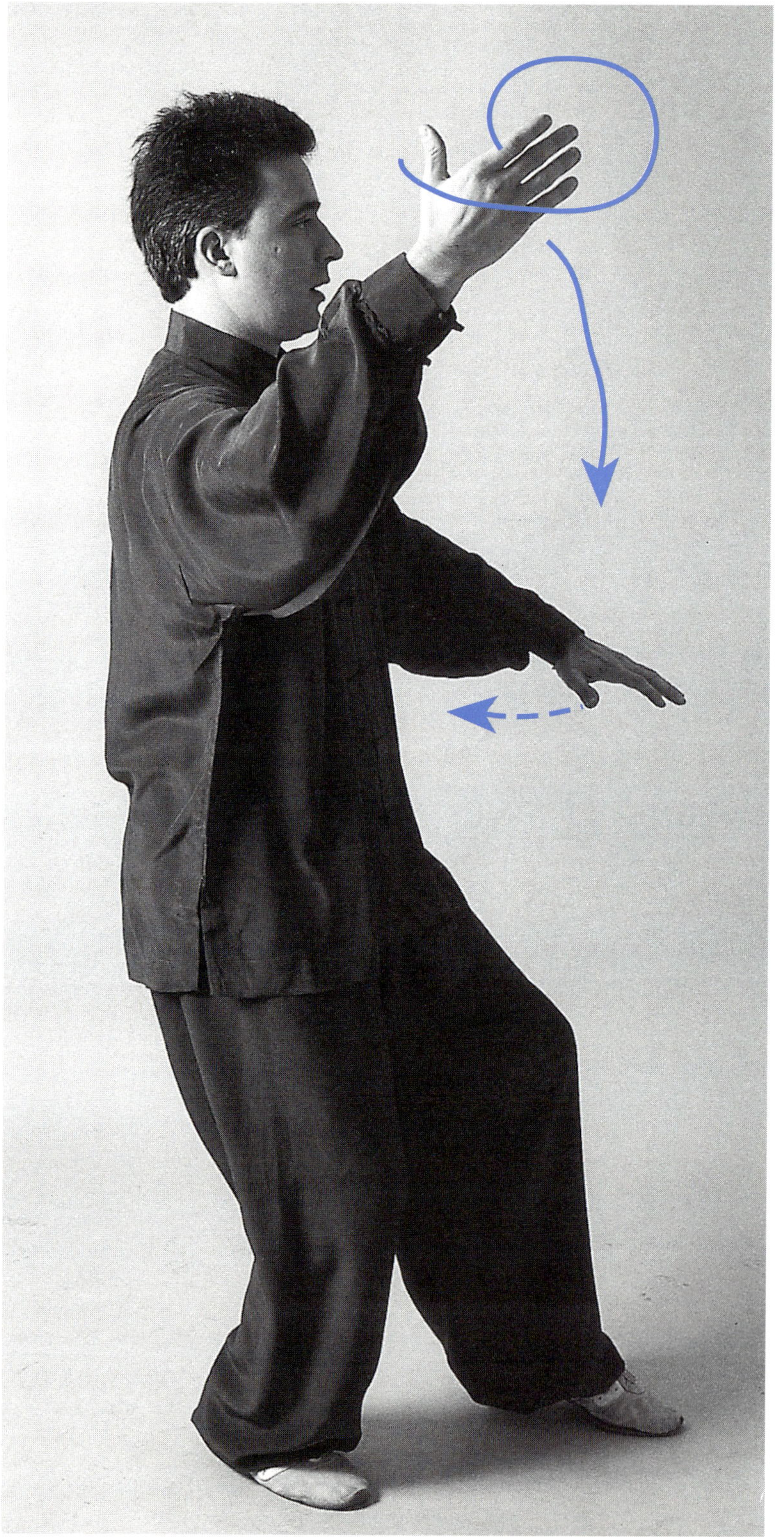

DEUXIÈME SECTION

FORME 4

Nom chinois : Zuo you lou xi ao bu, « gauche et droite, brosser le genou en position contraire », du mouvement 23 au mouvement 37.

Mouvement 23 : tout en tournant les hanches vers le nord-est, parer de la main droite en faisant passer celle-ci devant le visage. Quand elle l'a dépassé, au nord-est, lui faire exécuter un demi-cercle vers le bas.
Respiration : commencer l'inspiration.

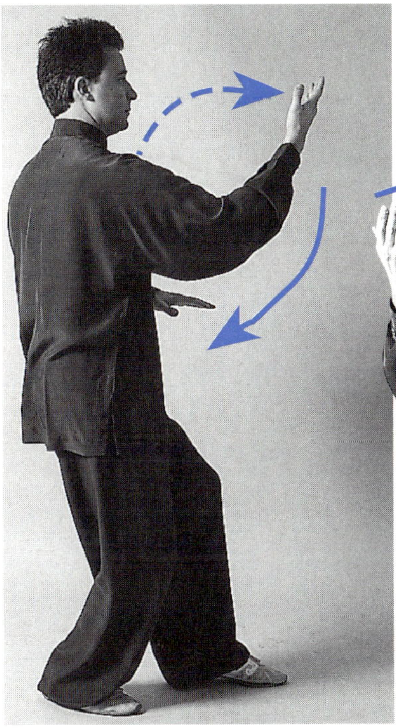

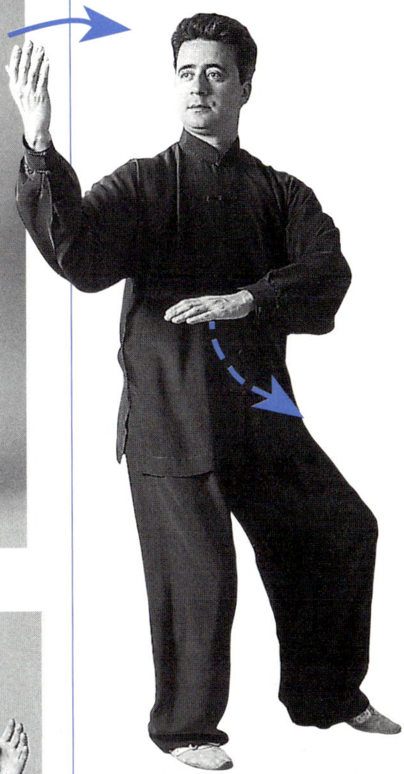

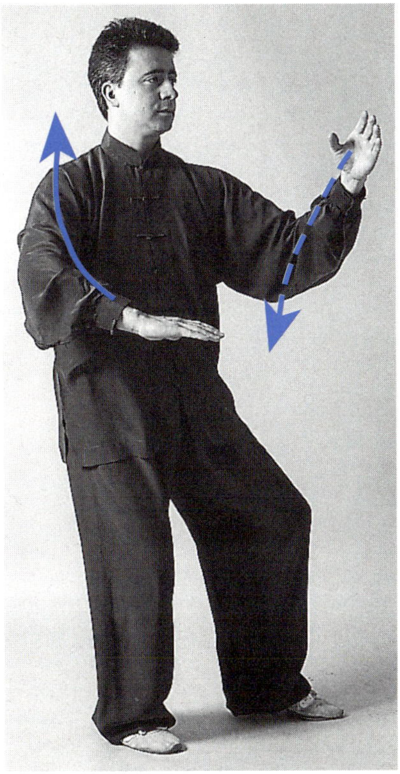

Mouvement 24 : tourner les hanches vers le sud-est, plaçant la main gauche pour parer devant le visage. Quand la main a dépassé le visage, allant au sud-est, lui faire exécuter un demi-cercle vers le bas.
Respiration : continuer l'inspiration.

Mouvement 25 : regarder vers le sud-ouest en levant la main droite jusqu'à la hauteur des yeux, tandis que la main gauche se positionne devant l'abdomen, parallèlement au sol.
Respiration : finir l'inspiration.
Essence de la technique : utiliser la force Lujing comme pour dévier avec les mains et absorber des coups de poing lancés au visage.

Mouvement 26 (partie gauche) : déplacer la jambe gauche à l'est en avançant tout d'abord la pointe, puis appuyer le talon au sol. Approcher la main droite du visage tout en s'avançant.
Respiration : commencer l'expiration.

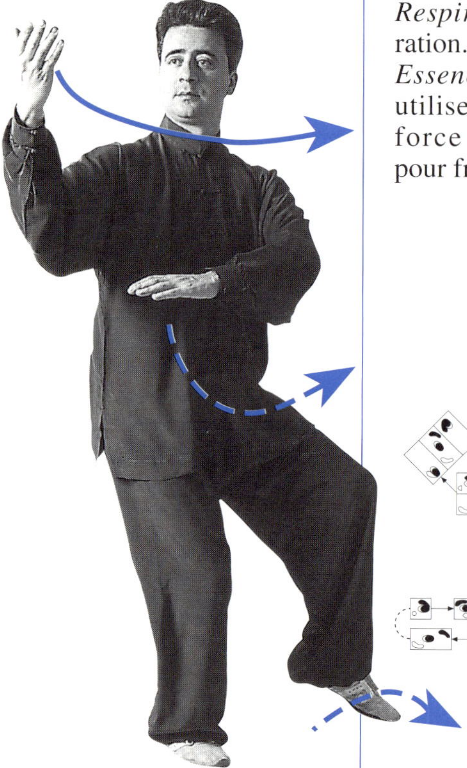

Mouvement 27 (partie gauche) : déplacer tout le poids sur le pied gauche en suivant la position de l'archer Gong bu vers l'est. Passer la main gauche devant le corps comme pour enlever quelque chose de devant le genou. En même temps, frapper avec la main droite en avant en tendant le bras.
Respiration : finir l'expiration.
Essence de la technique : utiliser la force Jijing, ou force de concentration, pour frapper un point vital.

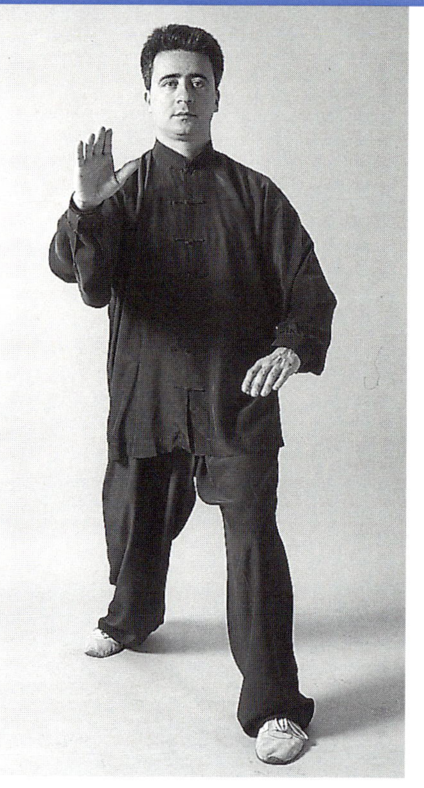

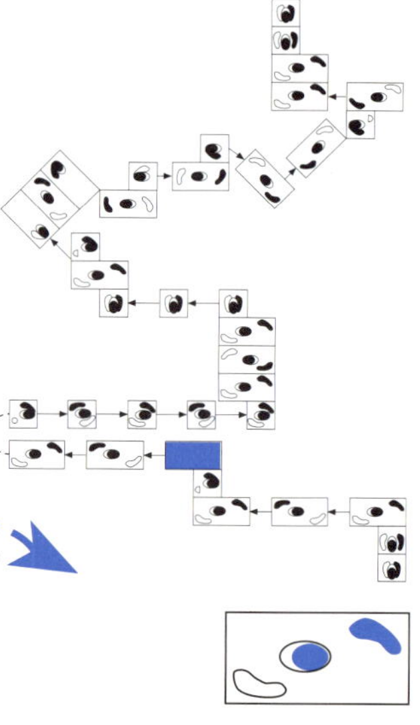

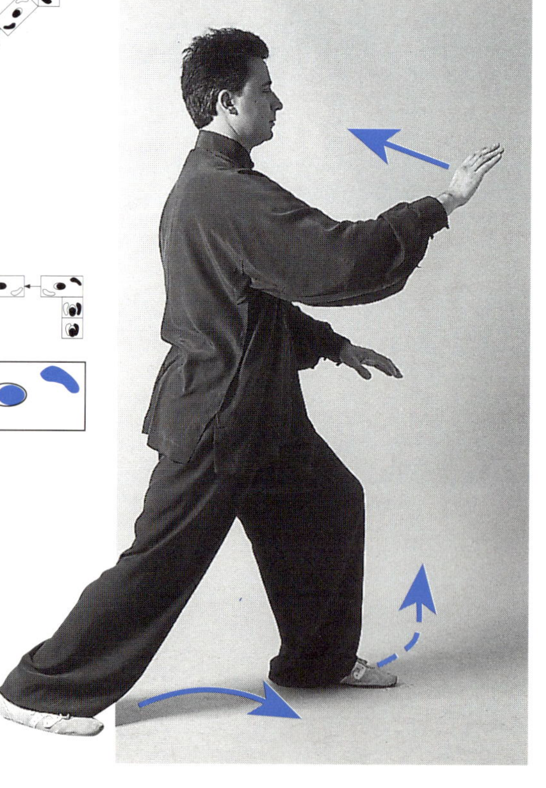

Mouvement 28 (partie droite) : déplacer le poids sur la jambe droite et soulever le pied gauche en tournant le corps vers le nord-est. En même temps, parer de la main droite en la faisant passer devant le visage.
Respiration : commencer l'inspiration.

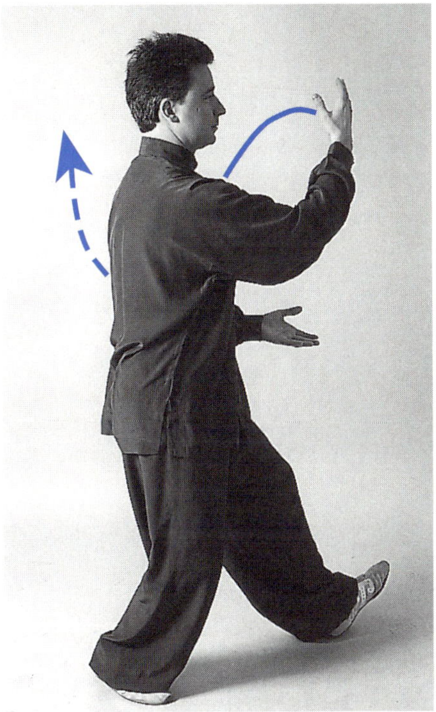

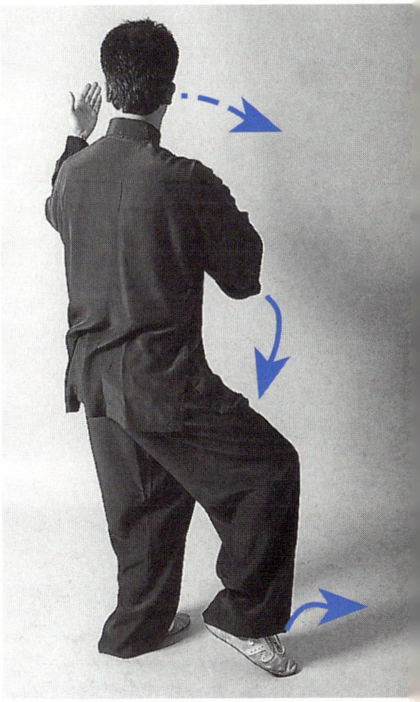

Mouvement 29 (partie droite) : porter le poids sur le pied gauche tandis que la main gauche continue le mouvement et se place à la hauteur des yeux, la main droite devant le corps, paume tournée vers le bas.
Respiration : continuer l'inspiration.

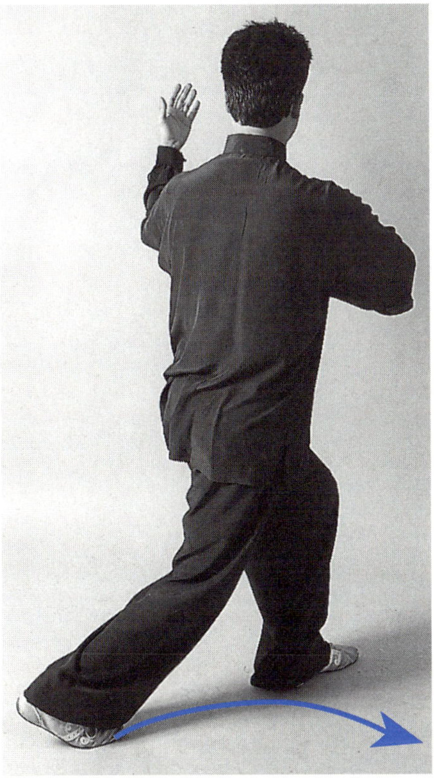

Mouvement 30 (partie droite) : déplacer en avant le pied droit en suivant la position Ting bu et appuyer la pointe au sol. Les bras restent comme dans la position précédente.
Respiration : finir l'inspiration.

Mouvement 31 (partie droite) : déplacer le pied droit en avant vers l'est en suivant la position de l'archer Gong bu. Passer la main droite devant le corps comme pour ôter quelque chose de devant le genou. En même temps, de la main gauche, frapper en avant en allongeant le bras.
Respiration : finir l'expiration.
Essence de la technique : utiliser la force Jijing ou force de concentration pour frapper à la gorge.

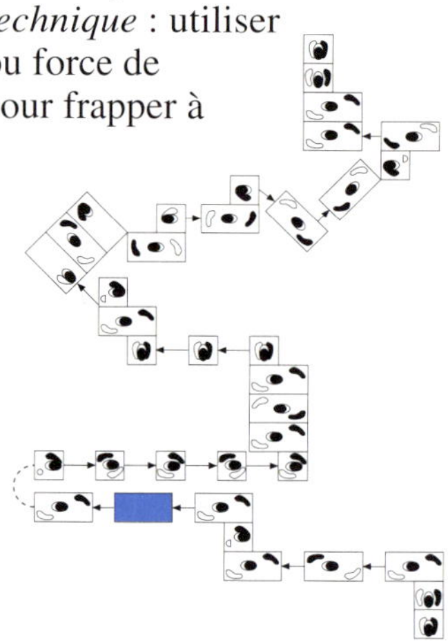

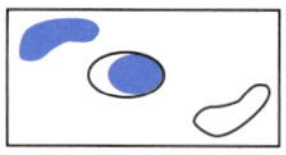

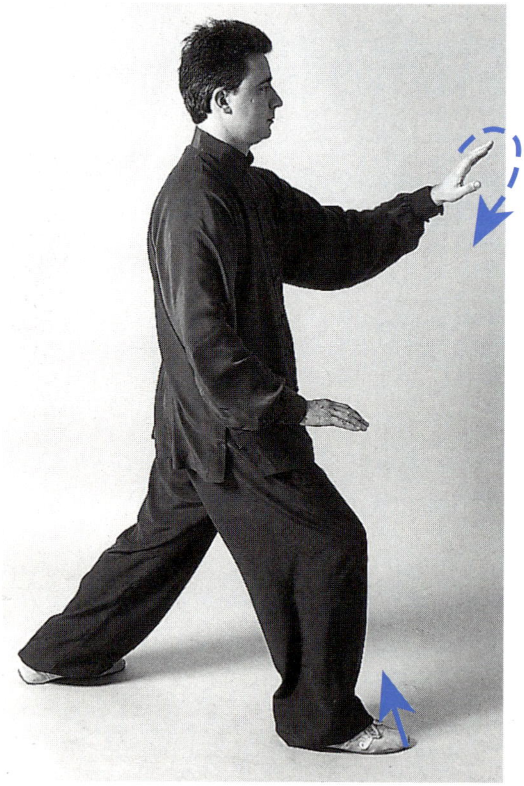

Mouvement 32 (partie gauche) : déplacer le poids sur la jambe gauche en levant la pointe du pied droit et tournant le corps vers le sud-est. En même temps, parer de la main gauche en la faisant passer devant le visage.
Respiration : commencer l'inspiration.

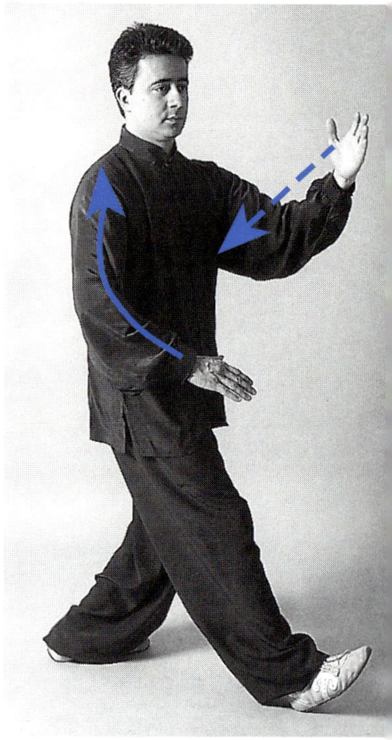

Mouvement 33 (partie gauche) : porter le poids sur le pied droit tandis que la main droite continue le mouvement jusqu'à la hauteur des yeux, la main gauche devant le corps, paume tournée vers le bas.
Respiration : continuer l'inspiration.

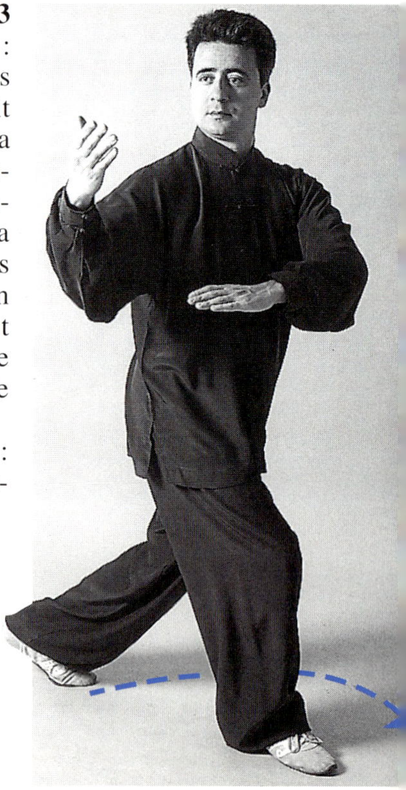

Mouvement 34 (partie gauche) : déplacer le pied gauche à l'est en suivant la position Ting bu et appuyer la pointe au sol. Les bras sont comme dans la position précédente.
Respiration : finir l'inspiration.

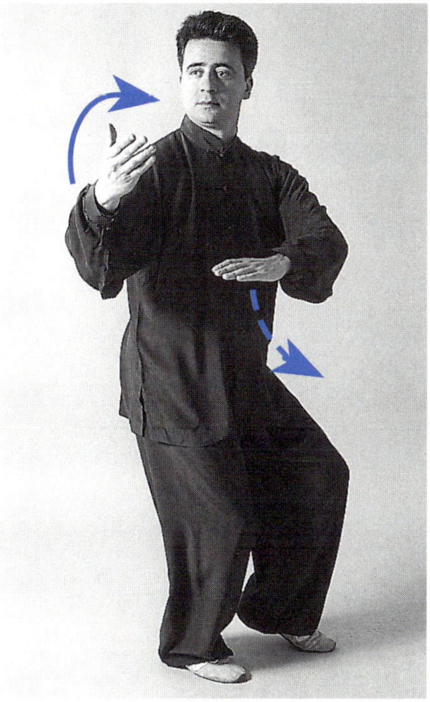

Mouvement 35 (partie droite) : regarder au sud-ouest en levant la main jusqu'à la hauteur des yeux tandis que la main gauche se positionne devant l'abdomen parallèlement au sol.
Respiration : finir l'inspiration.
Essence de la technique : utiliser la force Lujing comme pour parer un coup de poing, sans changer la direction du mouvement.

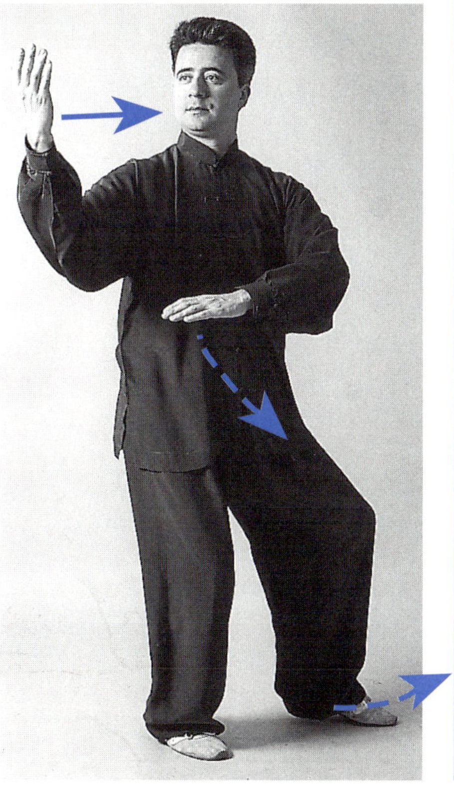

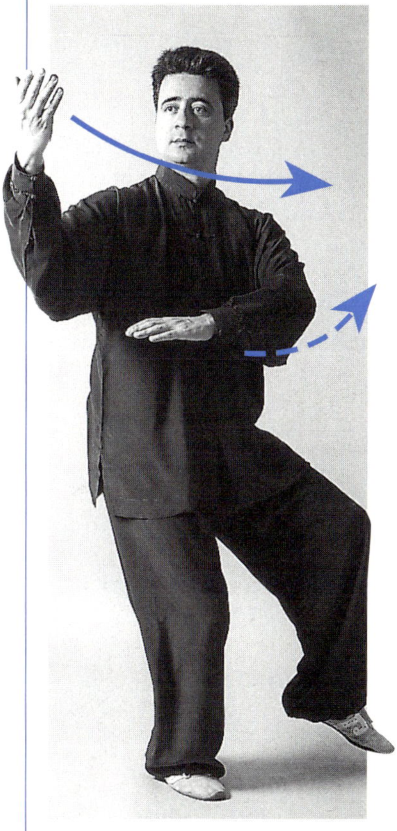

Mouvement 36 (partie droite) : déplacer la jambe gauche vers l'est en avançant la pointe du pied, puis appuyer le talon au sol. Approcher la main droite du visage tout en s'avançant.
Respiration : commencer l'expiration.

Mouvement 37 (partie gauche) : déplacer tout le poids du corps sur le pied gauche en se mettant en position de l'archer Gong bu à l'est. Passer la main gauche devant le corps comme pour ôter quelque chose de devant le genou. En même temps, frapper en avant de la main droite en allongeant le bras.
Respiration : finir l'expiration.
Essence de la technique : utiliser la force Jijing ou force de concentration pour frapper un point vital.

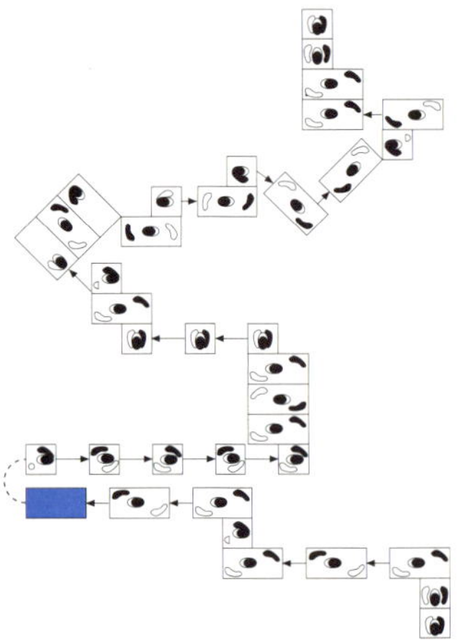

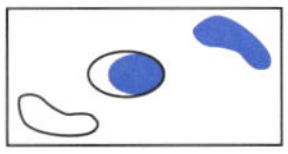

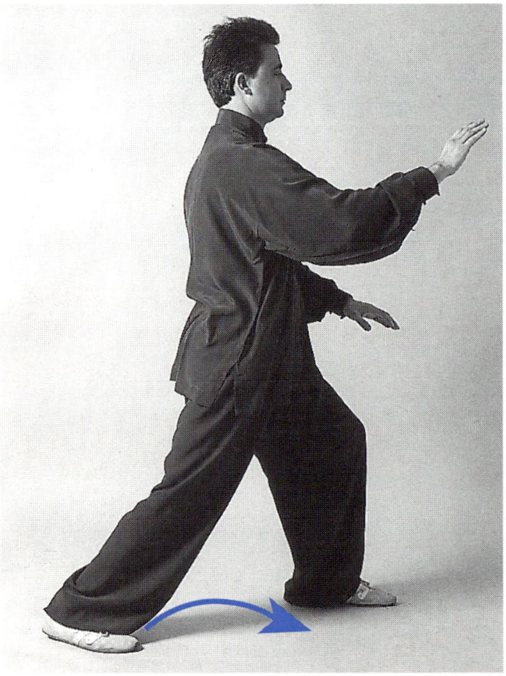

FORME 5

Nom chinois : Shou hui pi ba, « jouer du luth », du mouvement 38 au mouvement 40.

Mouvement 38 : déplacer le pied droit en avant en exécutant un pas vide et appuyer la pointe du pied droit à terre. Lever les bras en commençant une rotation vers l'intérieur.
Respiration : commencer l'inspiration.

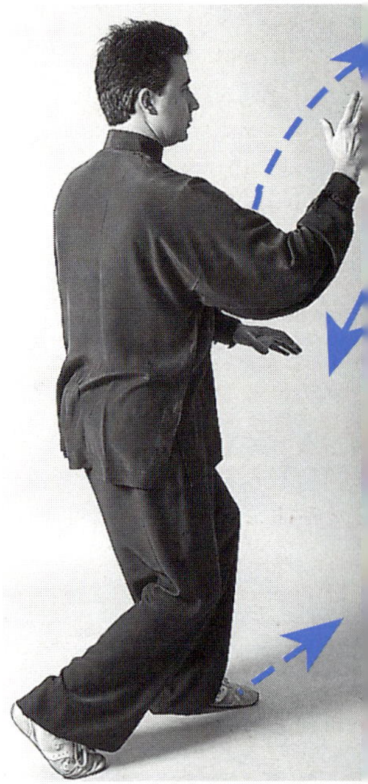

Mouvement 39 : appuyer la plante du pied droit et, en même temps, soulever le pied gauche. Tourner le talon vers l'est en se mettant en position Ting bu. Placer les bras comme pour tenir un luth.
Respiration : finir l'inspiration.

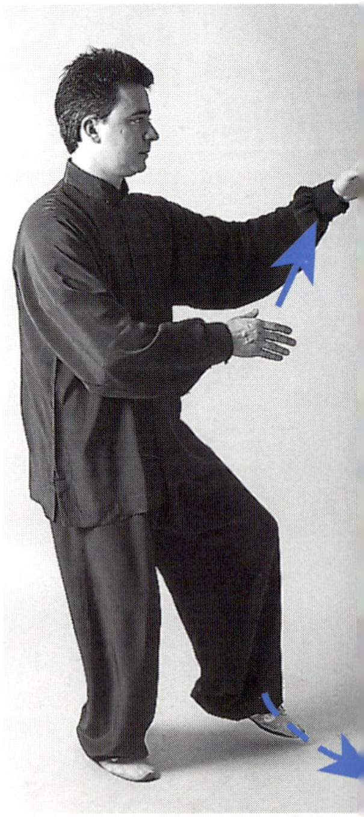

Mouvement 40 : continuer le mouvement en appuyant le talon du pied gauche à terre tout en fermant les bras ; les paumes des mains tournées vers l'intérieur comme pour écraser le luth.
Respiration : expirer.
Essence du mouvement : utiliser la force Jijing pour écraser en se concentrant sur trois points : le centre de chacune des deux paumes et le centre du pied gauche.

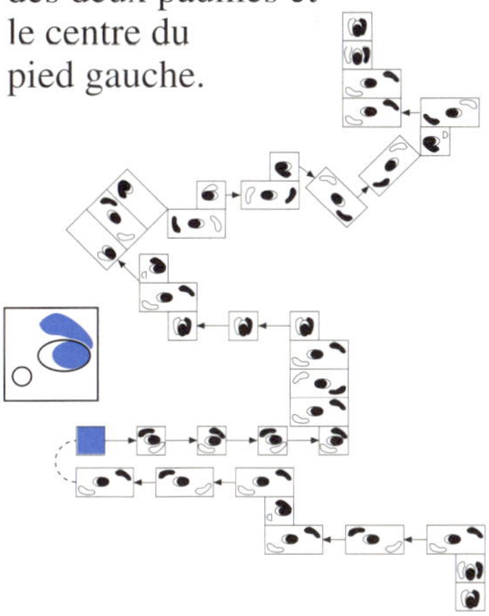

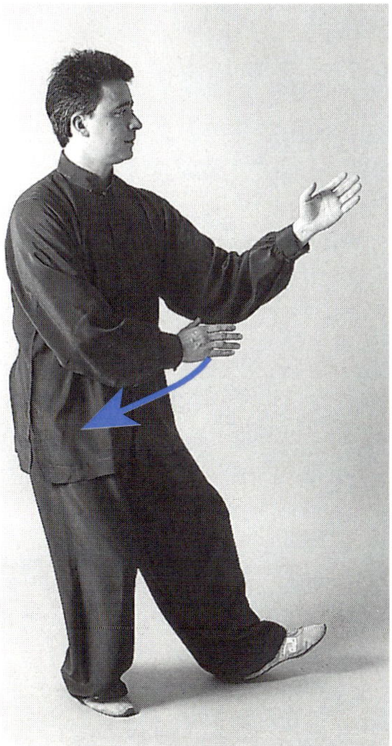

FORME 6

Nom chinois : Zuo you dao juan hong, « reculer et tourner les bras à gauche et à droite », du mouvement 41 au mouvement 53.

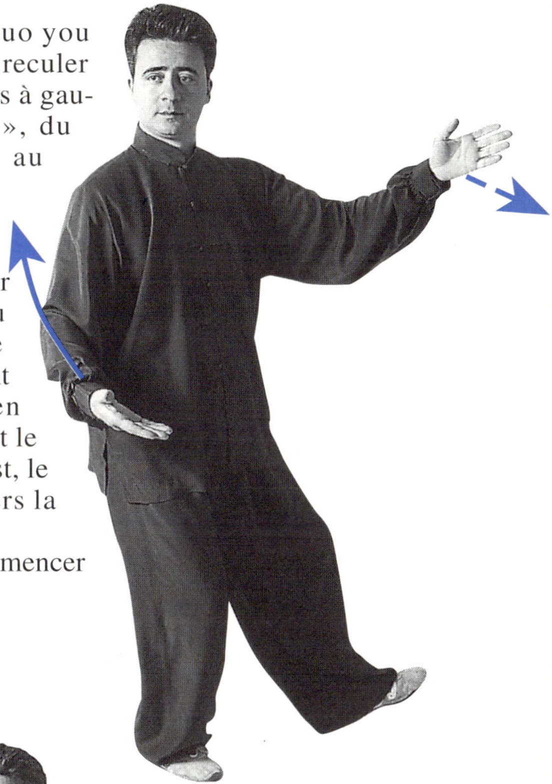

Mouvement 41 : à l'arrêt, porter tout le poids du corps sur la jambe droite tout en tirant la main droite en arrière et tournant le buste au sud-ouest, le regard tourné vers la main droite.
Respiration : commencer l'inspiration.

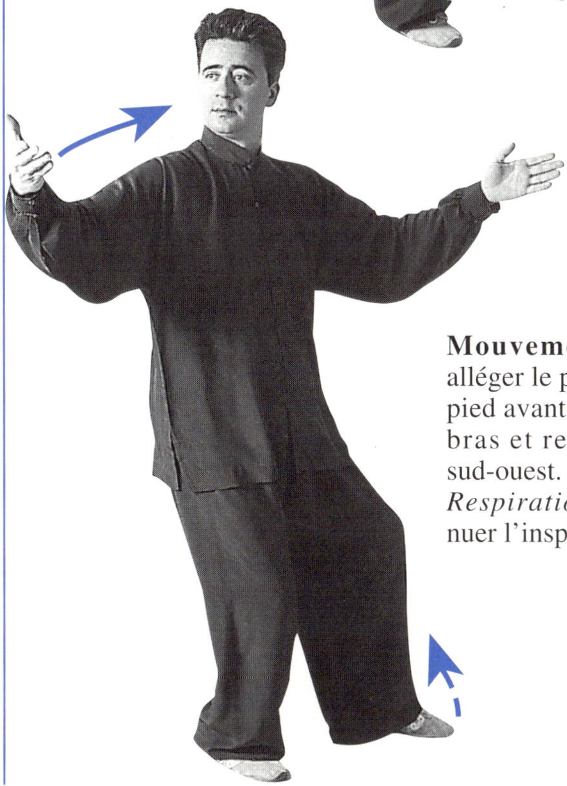

Mouvement 42 : alléger le poids sur le pied avant, ouvrir les bras et regarder au sud-ouest.
Respiration : continuer l'inspiration.

Mouvement 43 : soulever le pied gauche pour faire un pas en arrière. Déplacer la main droite de la hanche en traçant un arc en direction du sud-ouest jusqu'à l'amener à la hauteur des yeux. En même temps, tendre la main gauche en avant.
Respiration : finir l'inspiration.

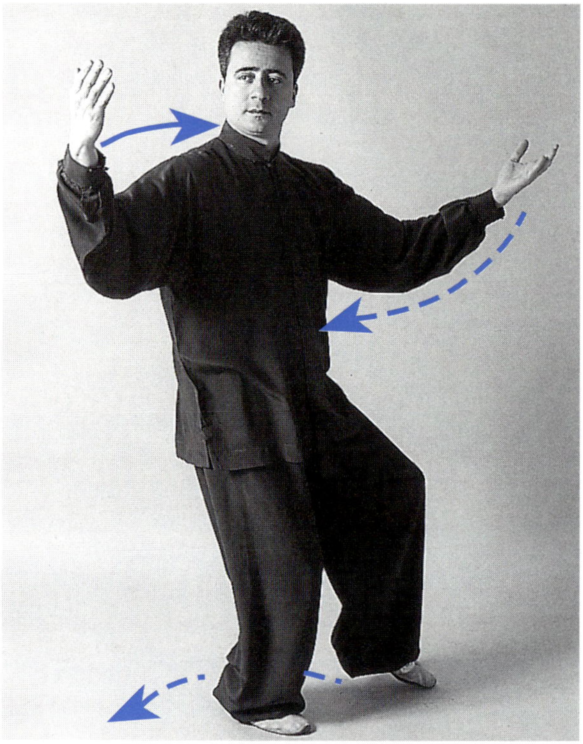

Mouvement 44 : reculer avec la jambe gauche en appuyant d'abord la pointe du pied puis le talon, la pointe tournée vers le nord-est. La distance qui sépare les deux pieds est égale à la largeur des épaules. Pousser la main droite en avant et placer la gauche près du flanc.
Respiration : expirer.
Essence de la technique : utiliser la force Liejing pour diviser avec la paume de la main droite vers le visage tout en tirant avec la main gauche.

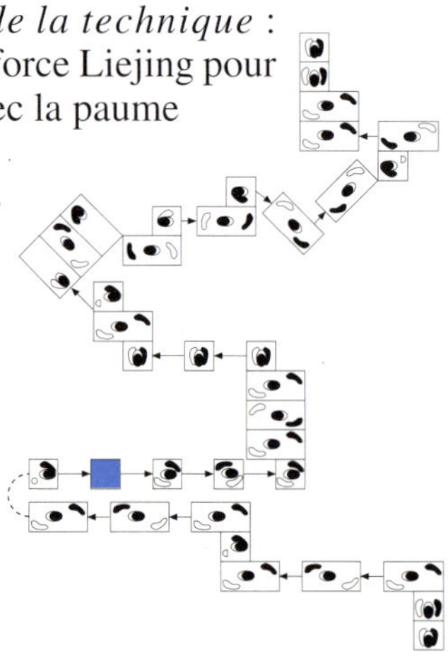

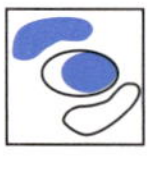

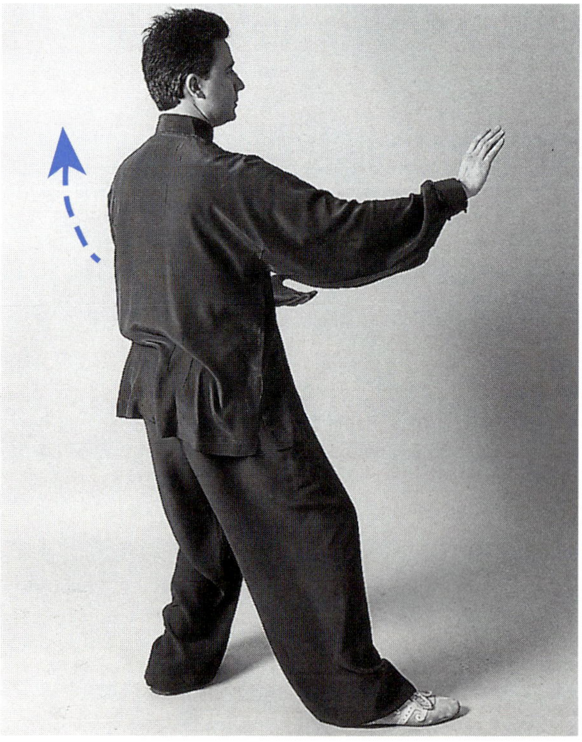

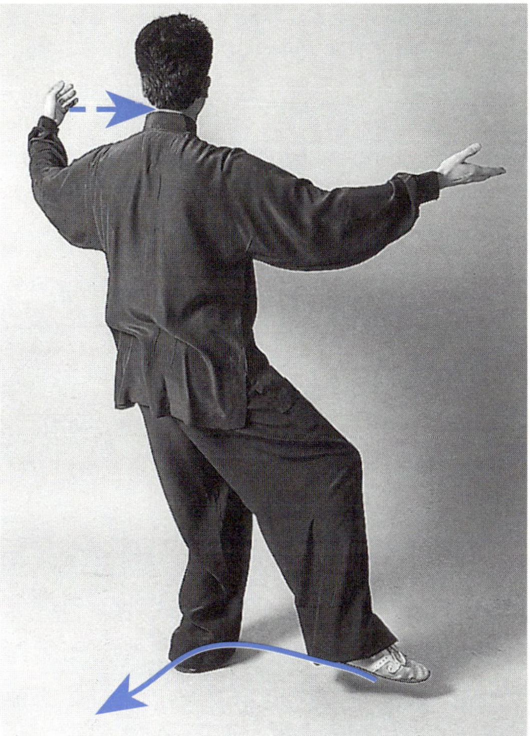

Mouvement 45 : déplacer le poids sur la jambe gauche tout en levant le bras gauche et tournant le buste vers le nord-est, le regard tourné vers la main gauchc cn direction du nord-ouest.
Respiration : commencer l'inspiration.

Mouvement 46 : déplacer la main gauche de la hanche en traçant un arc en direction du nord-ouest, jusqu'à l'amener à la hauteur des yeux. Tendre la main droite en avant et soulever le pied droit en faisant un pas en arrière.
Respirer : finir l'inspiration.

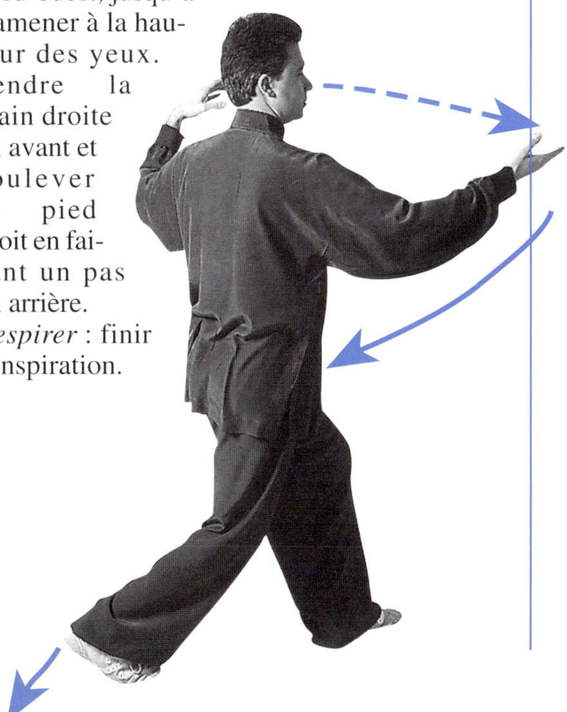

Mouvement 47 : reculer avec la jambe droite en appuyant d'abord la pointe du pied puis le talon, comme dans les instructions données pour le mouvement 44. La pointe du pied est tournée vers le sud-est.
Respiration : expirer.

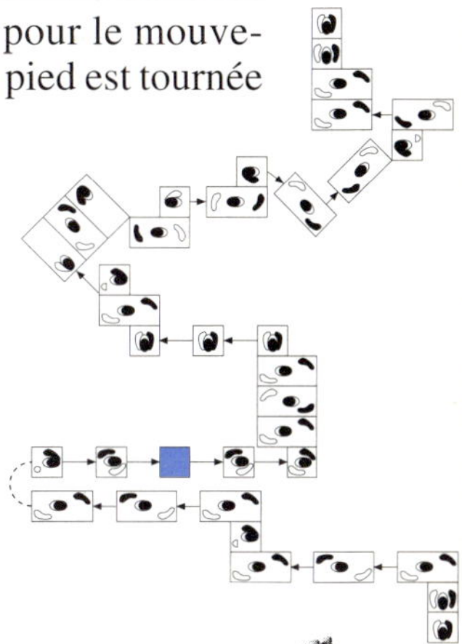

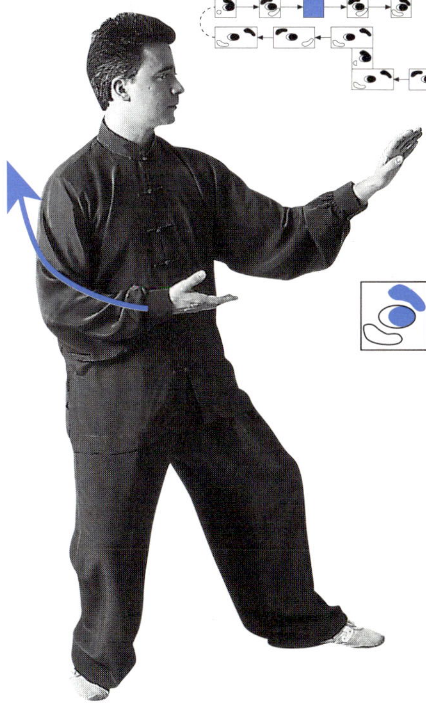

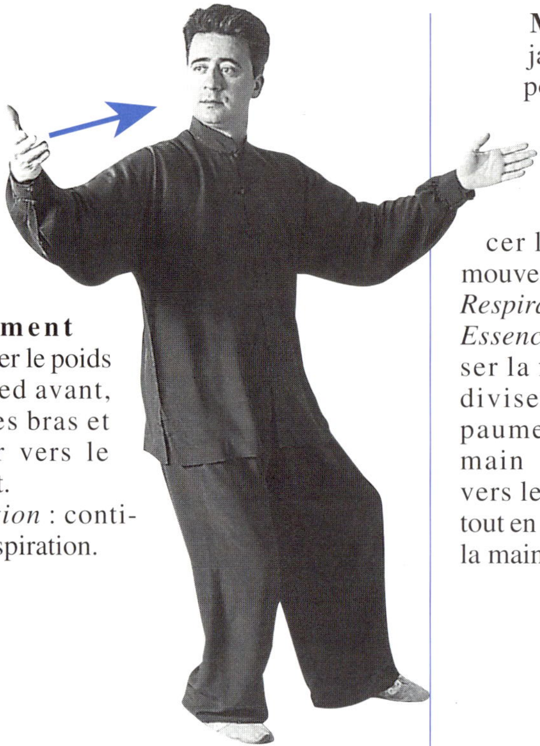

Mouvement 48 : alléger le poids sur le pied avant, ouvrir les bras et regarder vers le sud-ouest.
Respiration : continuer l'inspiration.

Mouvement 49 : soulever le pied gauche pour faire un pas en arrière. Déplacer la main droite de la hanche et tracer un arc de cercle en direction du sud-ouest jusqu'à ce qu'elle atteigne la hauteur des yeux. Pendant ce temps, tendre la main gauche en avant.
Respirer : finir l'inspiration.

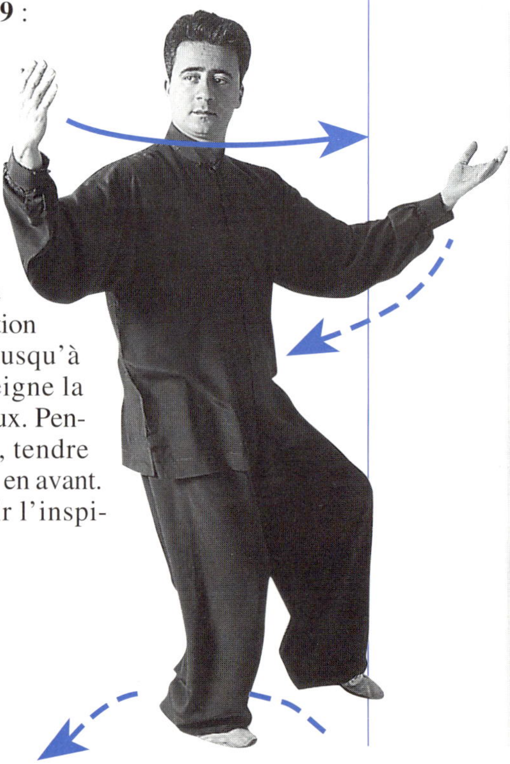

Mouvement 50 : reculer avec la jambe gauche en appuyant d'abord la pointe du pied puis le talon, la pointe tournée vers le nord-est. Garder entre les deux pieds une distance égale à la largeur des épaules. Pousser la main droite vers l'avant et placer la gauche sur le flanc, comme au mouvement 44.
Respiration : expirer.
Essence de la technique : utiliser la force Liejing pour diviser avec la paume de la main droite vers le visage tout en tirant avec la main gauche.

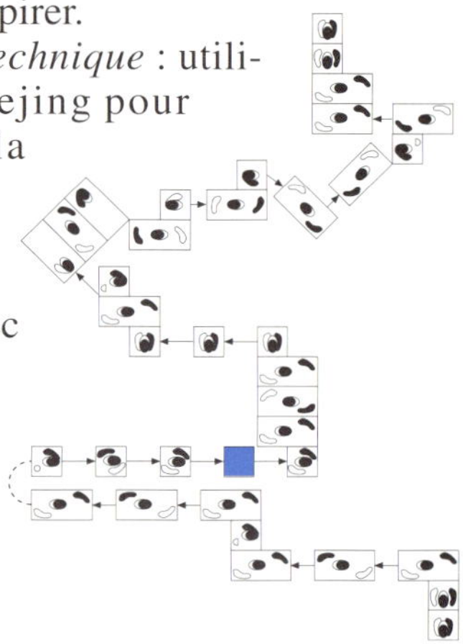

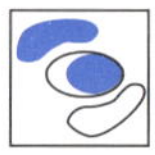

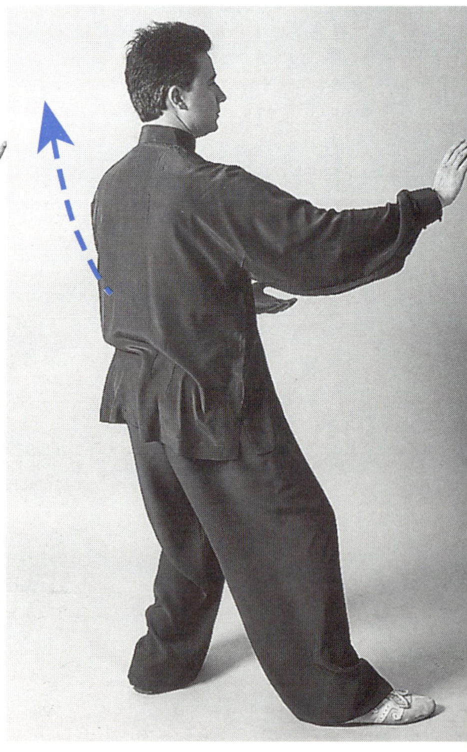

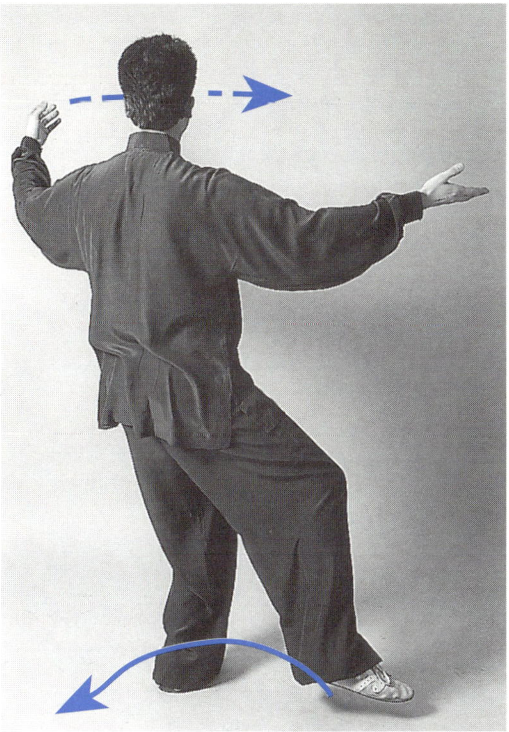

Mouvement 51 : déplacer le poids sur la jambe gauche tout en levant le bras gauche et tournant le buste vers le nord-est, le regard tourné vers la main gauche en direction du nord-ouest.
Respiration : commencer l'inspiration.

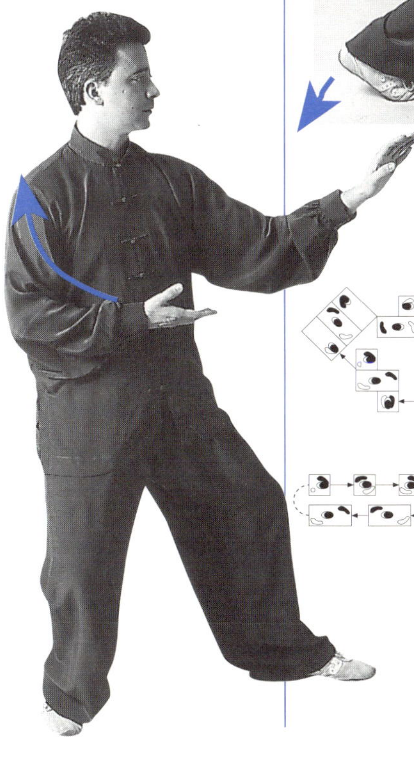

Mouvement 52 : déplacer la main gauche de la hanche en traçant un arc en direction du nord-ouest, jusqu'à l'amener à la hauteur des yeux. Tendre la main droitc cn avant et soulever le pied droit en faisant un pas en arrière.
Respiration : finir l'inspiration.

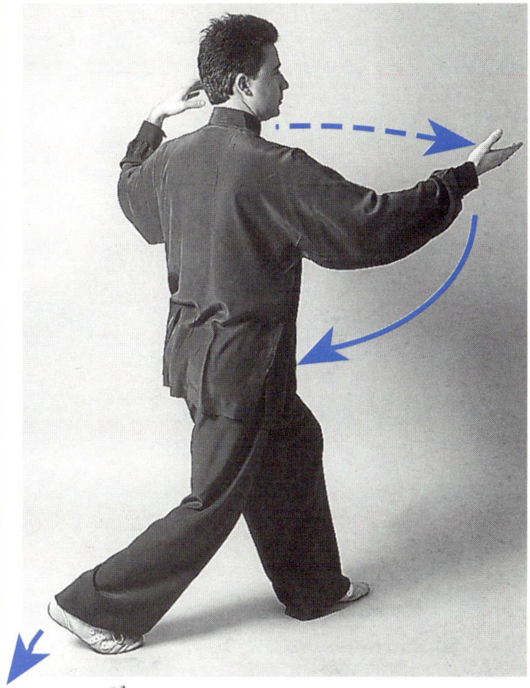

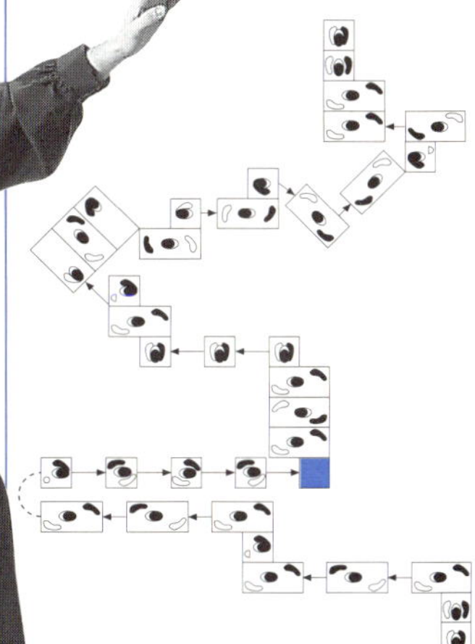

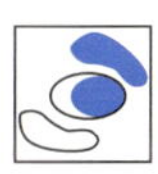

Mouvement 53 : reculer avec la jambe droite en appuyant la pointe du pied d'abord, puis le talon, comme dans les instructions données pour le mouvement 44. La pointe du pied est tournée vers le sud-est.
Respiration : expirer.

TROISIÈME SECTION

FORME 7

Nom chinois : Zuo lan que wei, « prendre la queue de l'oiseau de gauche » du mouvement 54 au mouvement 66.

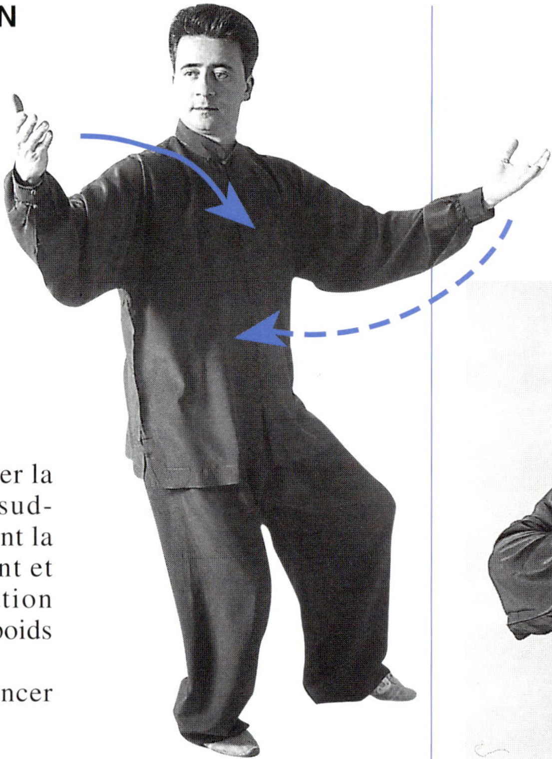

Mouvement 54 : lever la main droite vers le sud-ouest tout en déplaçant la main gauche en avant et commençant la rotation vers le bas. Porter le poids sur la jambe droite.
Respiration : commencer l'inspiration.

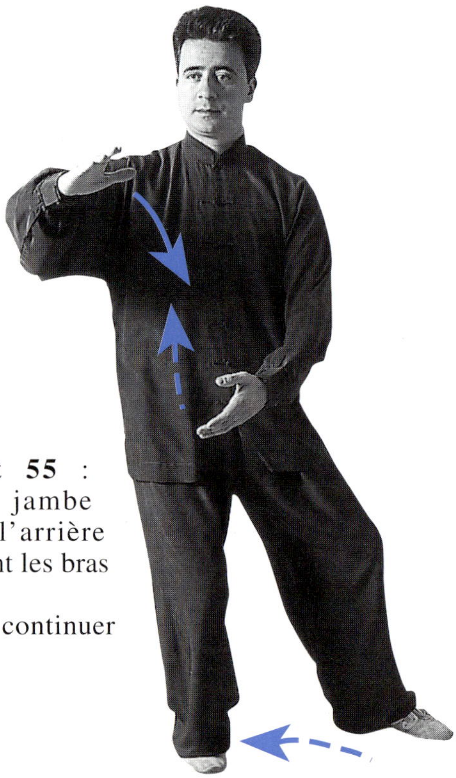

Mouvement 55 : déplacer la jambe gauche vers l'arrière en rassemblant les bras près du buste.
Respiration : continuer l'inspiration.

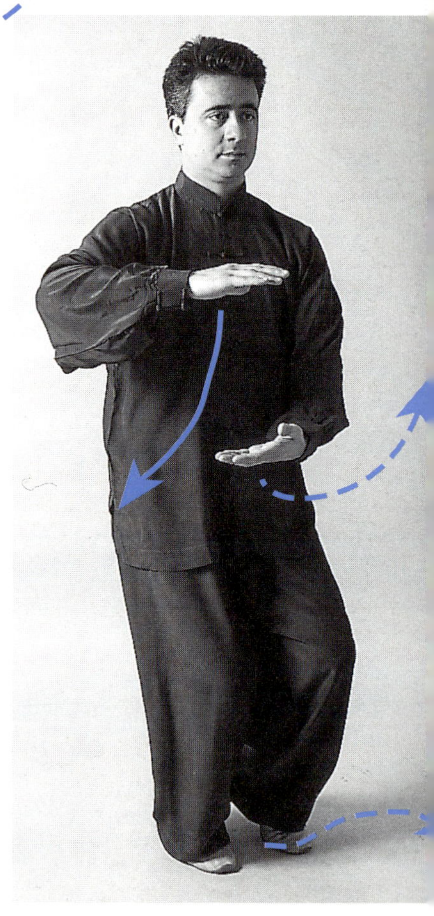

Mouvement 56 : soulever le pied gauche et, en le positionnant légèrement en arrière, exécuter une position Ting bu avec le pied gauche, la pointe appuyée sur le sol. En même temps, porter la main gauche sous la droite comme pour tenir un ballon.
Respiration : finir l'inspiration.

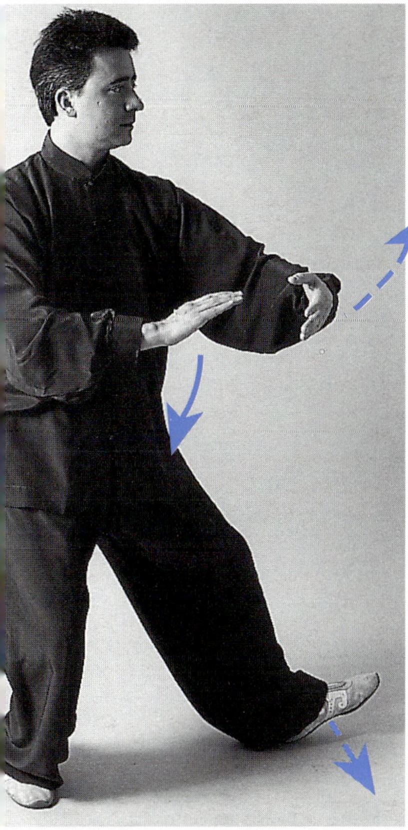

Mouvement 58 : appuyer toute la plante du pied gauche en effectuant une position de l'archer Gong bu avec la jambe arrière, qui pousse vers le bas. Les mains se trouvent devant le buste, la main droite située à environ un poing sous l'avant-bras gauche. Imaginer que la main droite soutient un bras.
Respiration : finir l'expiration.
Essence de la technique : utiliser la force Jijing pour exercer une levée.

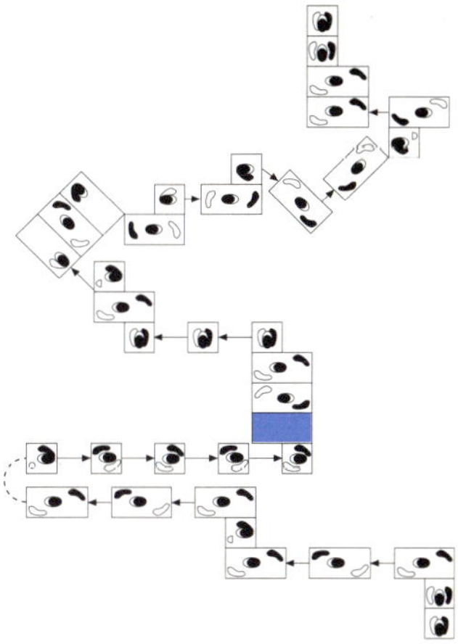

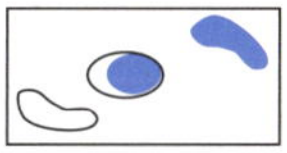

Mouvement 57 : le poids du corps sur la jambe droite, déplacer vers l'est la jambe gauche en appuyant le talon. Lever l'avant-bras gauche tandis que la main droite pousse vers le bas.
Respiration : commencer l'expiration.

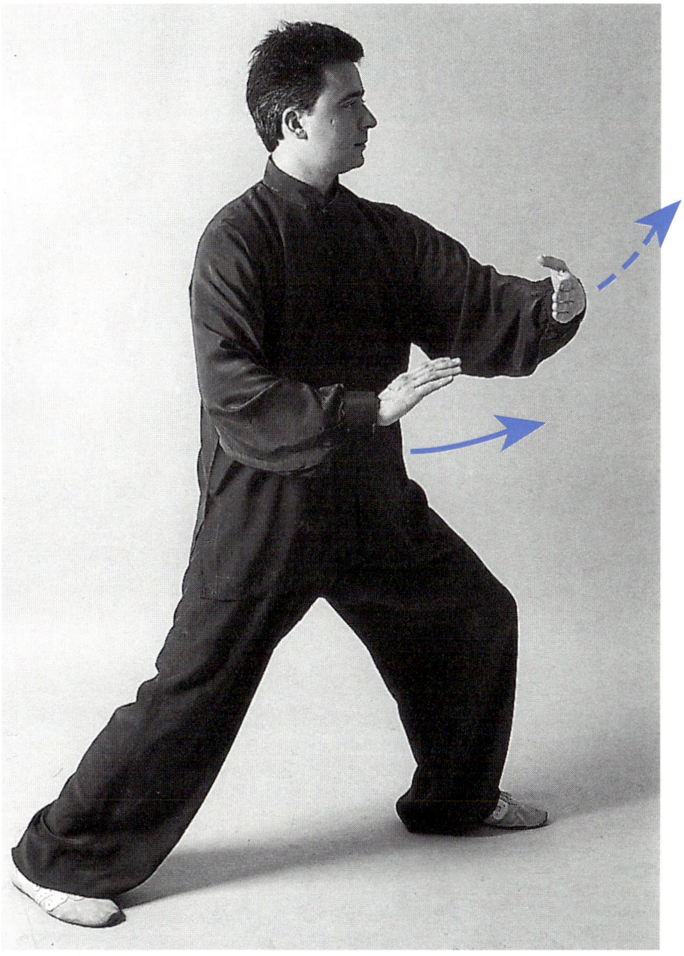

Mouvement 59 : en tournant légèrement vers le nord-est, pousser les mains en avant sans augmenter ou diminuer la distance qui les sépare. Avec les mains, effectuer un cercle en direction du nord-est et, tout en tournant les paumes, les faire descendre vers le sud-ouest. Descendre en gardant les bras vers le bas, comme s'ils tiraient. Arriver au flanc et suivre tout le mouvement du regard. Pour conclure le mouvement, déplacer le poids de la jambe gauche sur la droite.
Respiration : commencer l'inspiration.
Essence de la technique : utiliser la force Lujing pour absorber.

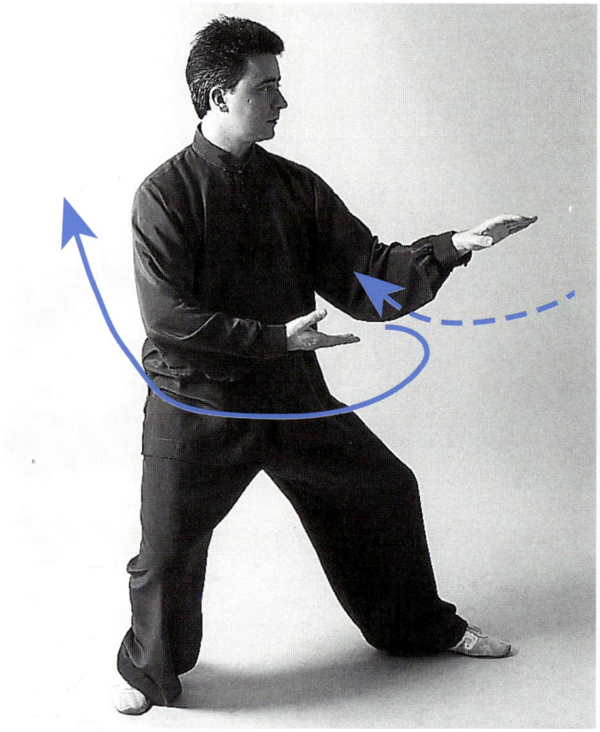

Mouvement 60 : continuer le mouvement du bras droit en haut, en exécutant un arc de cercle jusqu'à la hauteur des yeux. Tenir l'avant-bras gauche devant l'abdomen, la paume tournée vers le bas. Regarder la main droite.
Respiration : finir l'inspiration.

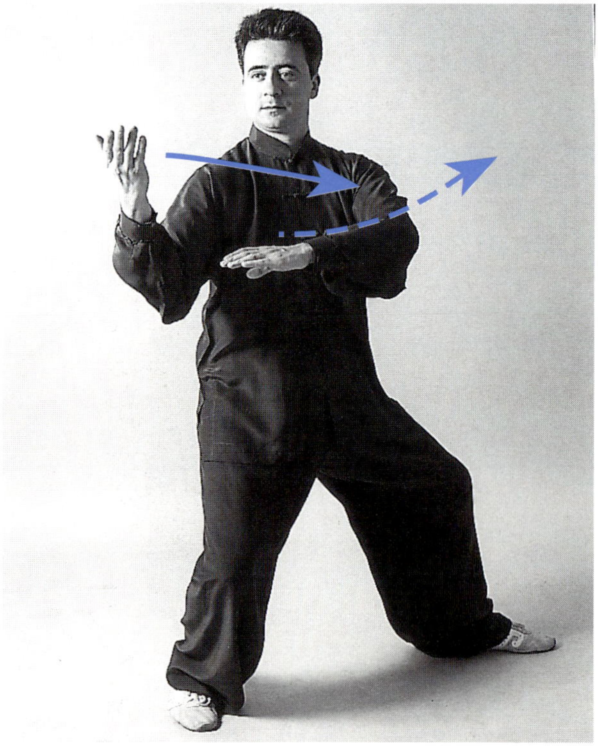

Mouvement 61 : abaisser la main droite en direction du poignet gauche en pensant entamer une poussée. Déplacer le poids et les bras à l'est.
Respiration : commencer l'expiration.

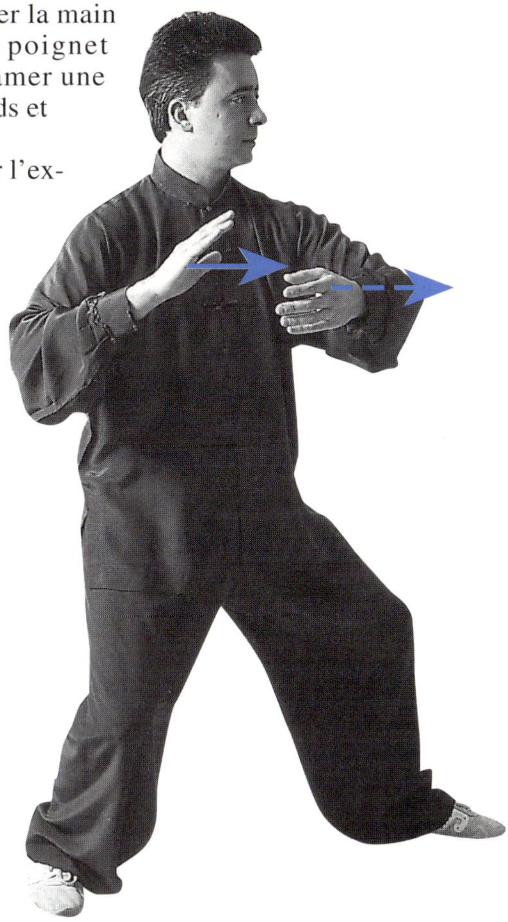

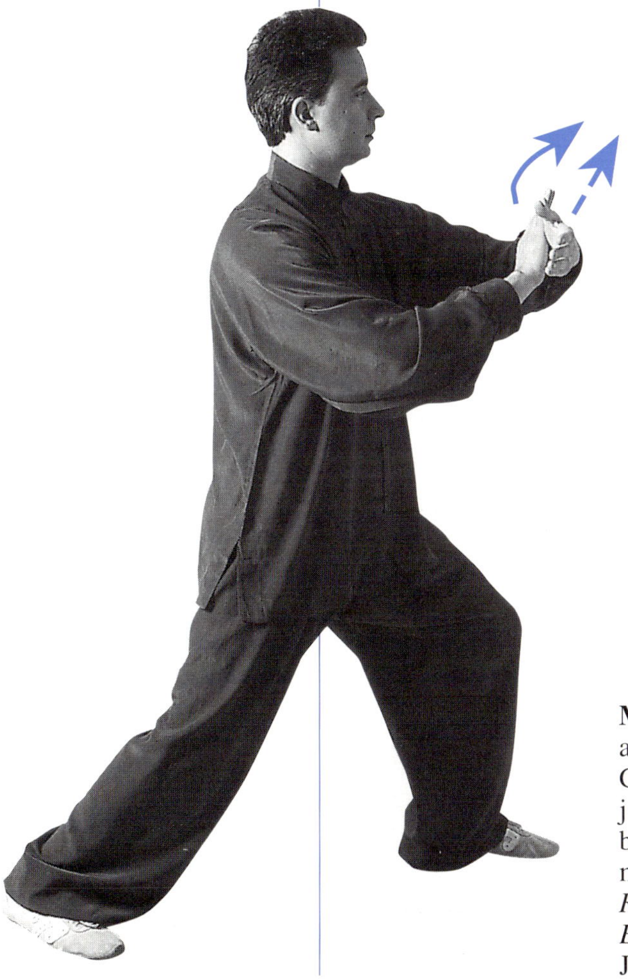

Mouvement 62 : déplacer le poids en avant en suivant une position de l'archer Gong bu et poussant des mains à l'est jusqu'à la hauteur du buste. Pousser le bras gauche en avant avec la paume de la main droite.
Respiration : finir l'expiration.
Essence de la technique : utiliser la force Jijing pour concentrer la sortie du Qi.

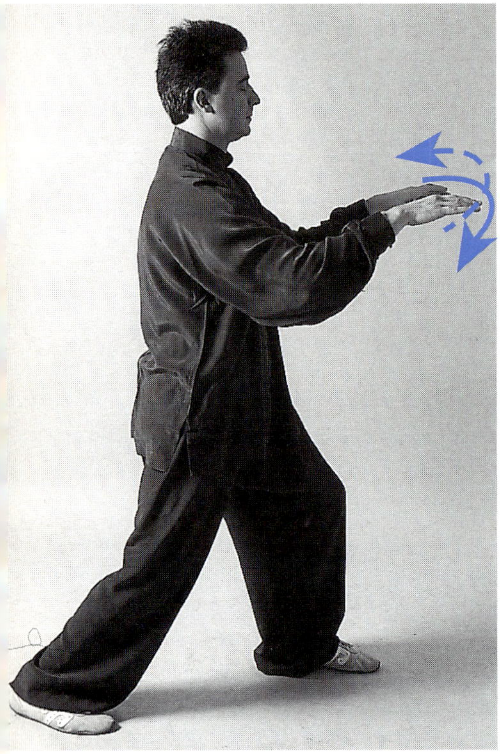

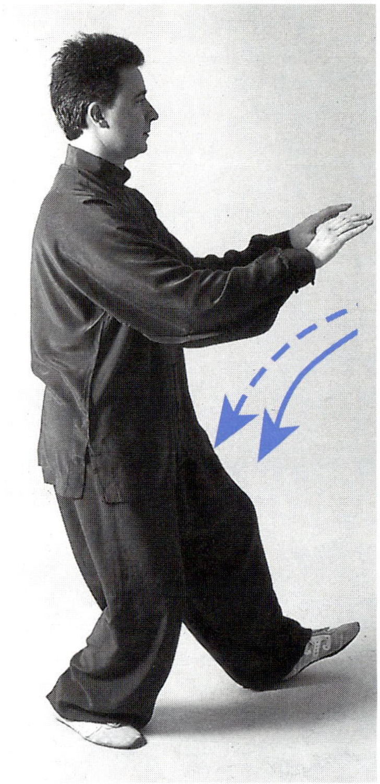

Mouvement 64 : continuer à porter le poids sur la jambe droite et pousser vers le bas avec les mains.
Respiration : continuer l'inspiration.

Mouvement 63 : ouvrir les mains devant la poitrine, les paumes retournées vers le bas, et commencer à porter le poids du corps vers l'arrière. Pousser vers le bas avec les mains.
Respiration : commencer l'inspiration.

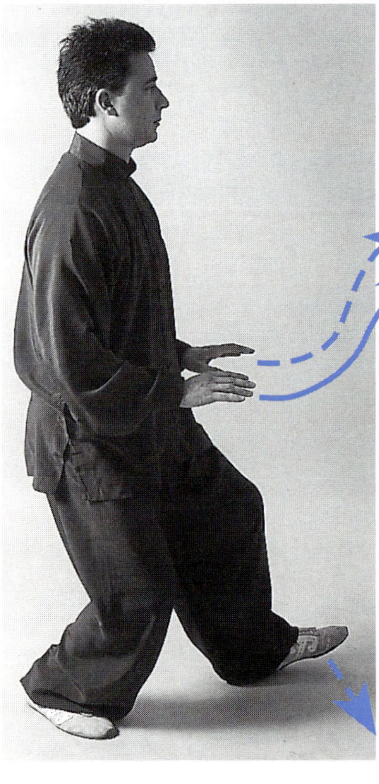

Mouvement 65 : pousser toujours plus bas jusqu'à arriver à la hauteur de l'abdomen en gardant le poids sur la jambe droite. Regarder devant soi, tourner les doigts à l'est et non pas vers le bas.
Respiration : finir l'inspiration.
Essence de la technique : utiliser la force de compression Anjing vers le bas.

Mouvement 66 : continuer le mouvement précédent comme si les bras étaient poussés en avant par la pression qui sort du bassin. Déplacer le poids encore sur la jambe gauche et pousser avec les paumes retournées en avant et les doigts vers le haut.
Respiration : expirer.
Essence de la technique : utiliser la force Jijing en poussant de bas en haut.

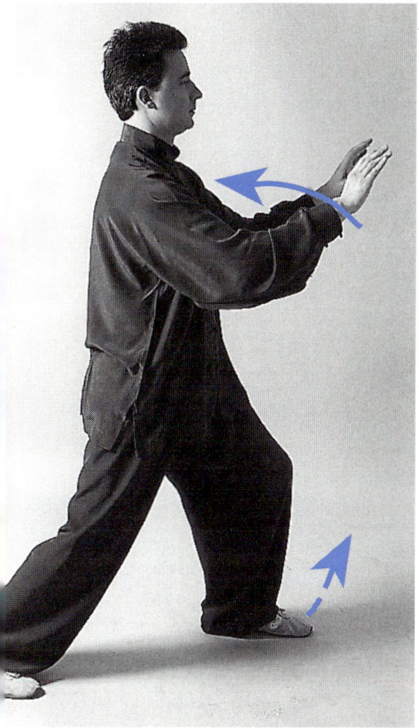

FORME 8

Nom chinois : You lan que wei, « prendre la queue de l'oiseau de droite », du mouvement 67 au mouvement 80.

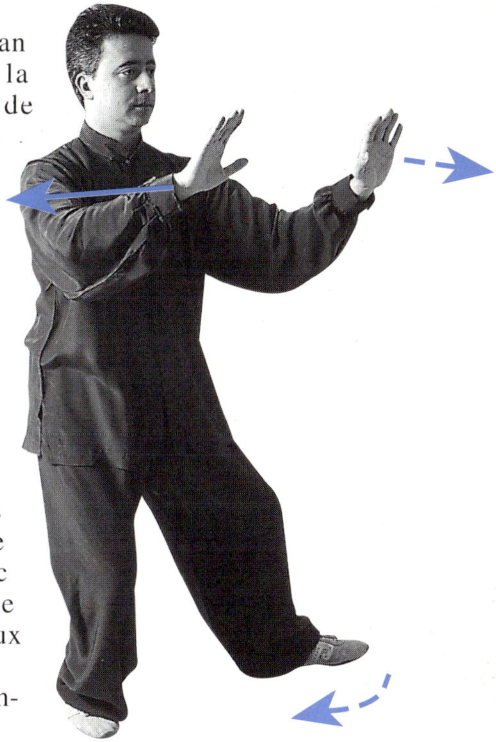

Mouvement 67 : tourner le corps au sud-ouest en déplaçant le poids graduellement de la jambe gauche à la jambe droite. Lever la pointe du pied gauche et regarder les mains qui suivent le mouvement du tronc en s'ouvrant comme un éventail, dans deux directions opposées.
Respiration : commencer l'inspiration.

Mouvement 68 : déplacer le poids sur la jambe droite en regardant vers le sud-ouest et en ouvrant encore plus les bras. Respecter les trois coordinations du tai chi chuan.
Respiration : continuer l'inspiration.

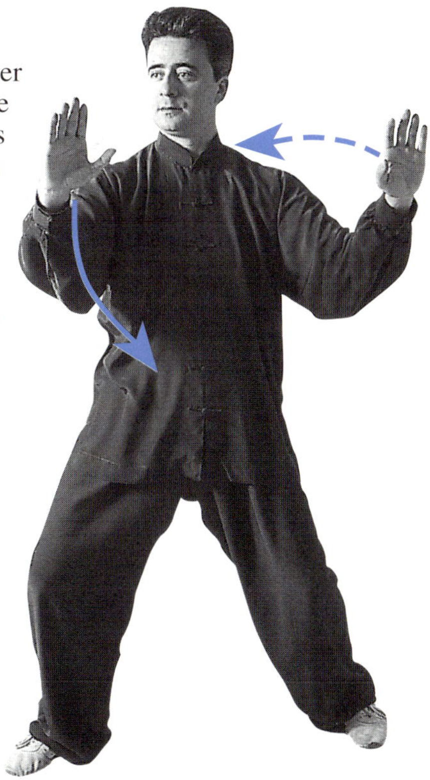

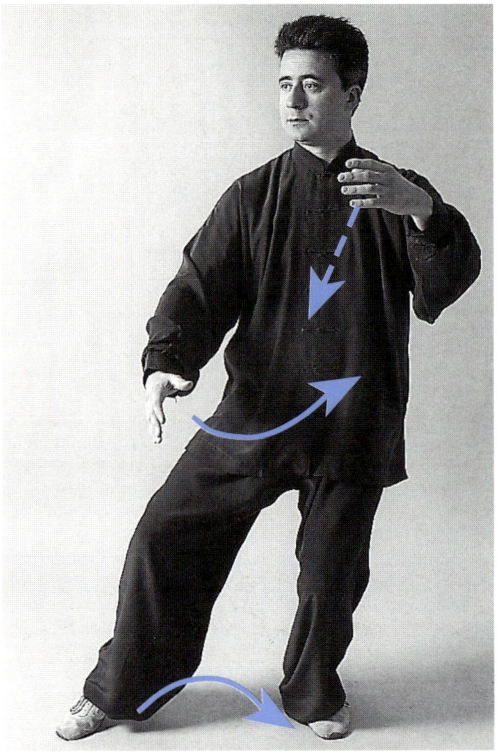

Mouvement 69 : après une ouverture maximale, fermer les bras en plaçant la main droite sous la gauche. En même temps, déplacer le poids sur la jambe gauche et soulever le pied droit, le regard toujours tourné vers le sud-ouest.
Respiration : continuer l'inspiration.

Mouvement 70 : faire porter le poids du corps sur la jambe gauche en suivant une position Ting bu vers l'ouest. En même temps, positionner les paumes des mains l'une sur l'autre comme pour soutenir un ballon.
Respiration : finir l'inspiration.

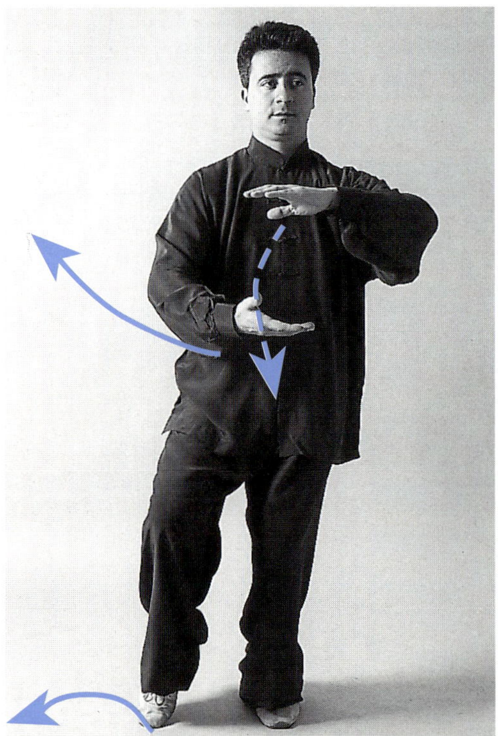

Mouvement 71 : le poids du corps sur la jambe gauche, déplacer la jambe droite à l'ouest en appuyant le talon à terre. Lever l'avant-bras droit tout en abaissant la main gauche.
Respiration : commencer l'expiration.

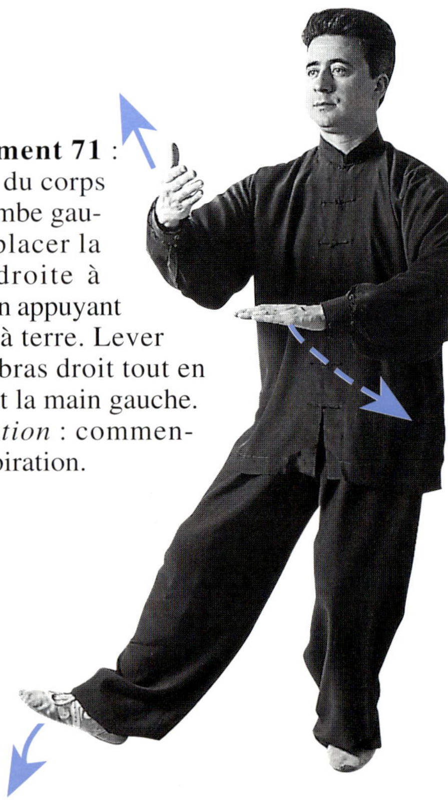

Mouvement 72 : appuyer toute la plante du pied droit en effectuant une position de l'archer Gong bu avec la jambe arrière qui pousse vers le bas. Les mains sont devant la poitrine, la gauche à environ un poing sous l'avant-bras droit. Imaginer que la main gauche soutient un bras.
Respiration : finir l'expiration.
Essence de la technique : utiliser la force Jijing pour effectuer une levée.

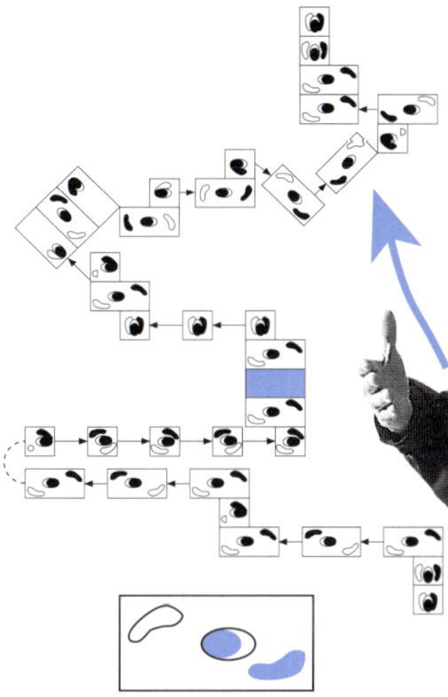

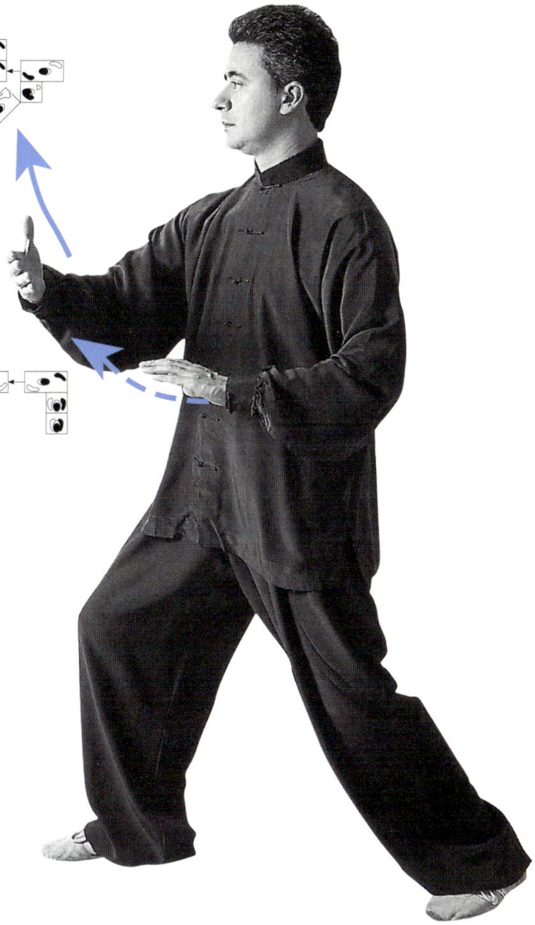

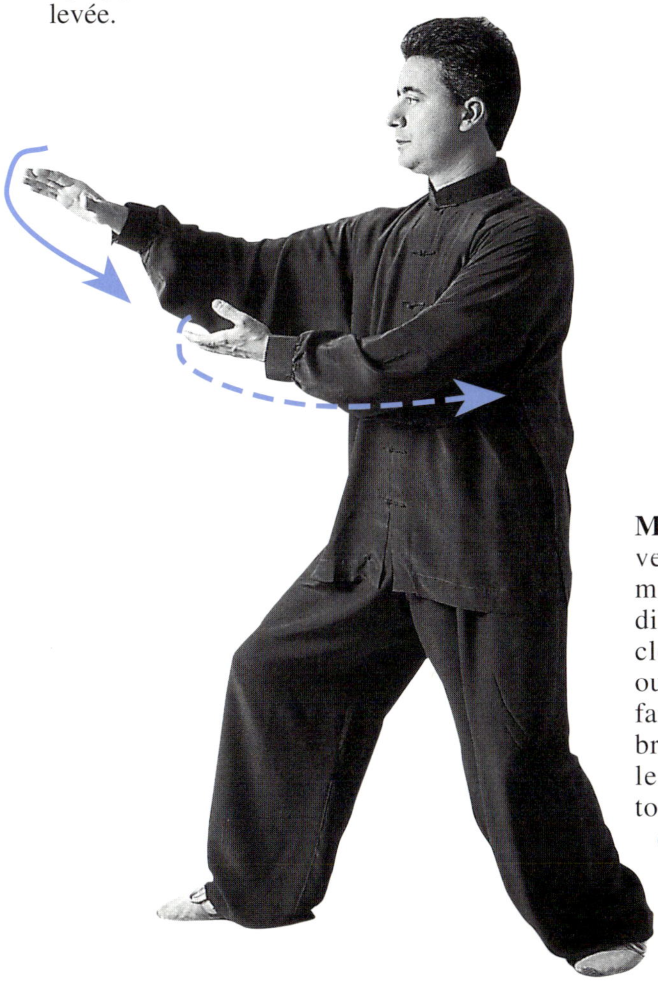

Mouvement 73 : en tournant légèrement vers le nord-ouest, pousser en avant les mains sans augmenter ou diminuer la distance qui les sépare. Effectuer un cercle avec les mains en direction du nord-ouest et, tout en tournant les paumes, les faire descendre vers le sud-est. Baisser les bras comme si ceux-ci vous tiraient vers le bas. Arriver jusqu'au flanc et suivre tout le mouvement du regard. Pour conclure le mouvement, déplacer le poids de la jambe gauche sur la jambe droite.
Respiration : commencer l'inspiration.
Essence de la technique : utiliser la force Lujing pour absorber.

Mouvement 74 : continuer le mouvement du bras gauche en haut en traçant un arc de cercle jusqu'à la hauteur des yeux. Tenir l'avant-bras droit devant l'abdomen, la paume de la main tournée vers le bas. Regarder la main gauche. *Respiration* : finir l'inspiration.

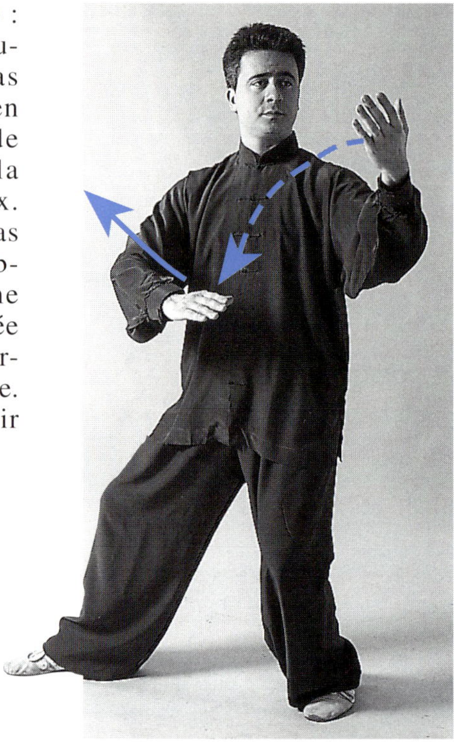

Mouvement 75 : diriger la main gauche, paume en bas, vers le poignet droit en pensant commencer une poussée. Déplacer le poids du corps et les bras à l'ouest. *Respiration* : commencer l'expiration.

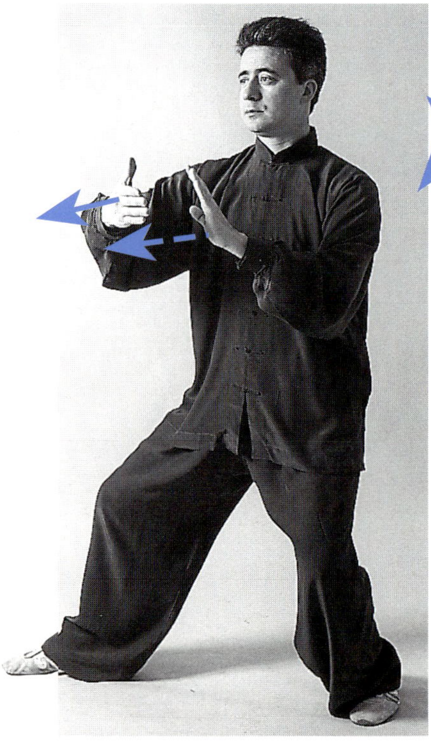

Mouvement 76 : déplacer le poids en avant en suivant une position de l'archer Gong bu et en poussant avec les mains vers l'ouest jusqu'à la hauteur de la poitrine. Pousser avec les paumes des mains en avant. *Respiration* : finir l'expiration.
Essence de la technique : utiliser la force Jijing pour concentrer la sortie du Qi.

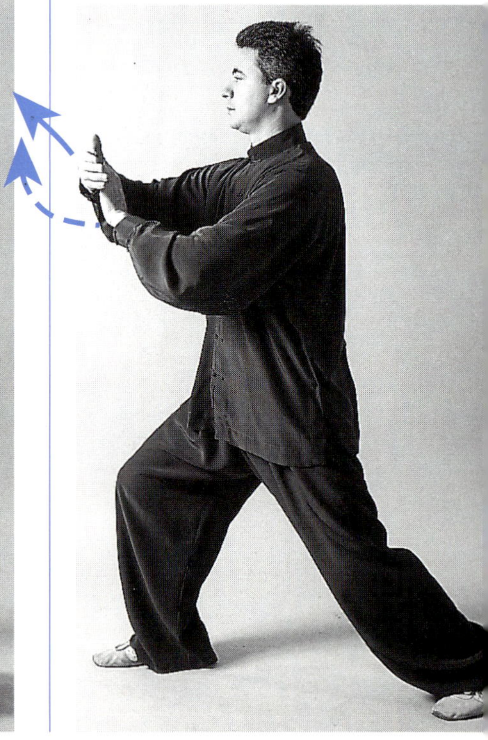

Mouvement 77 : ouvrir les mains devant la poitrine, les paumes regardant vers le bas, et commencer à déplacer le poids vers l'arrière. Pousser avec les mains vers le bas.
Respiration : commencer l'inspiration.

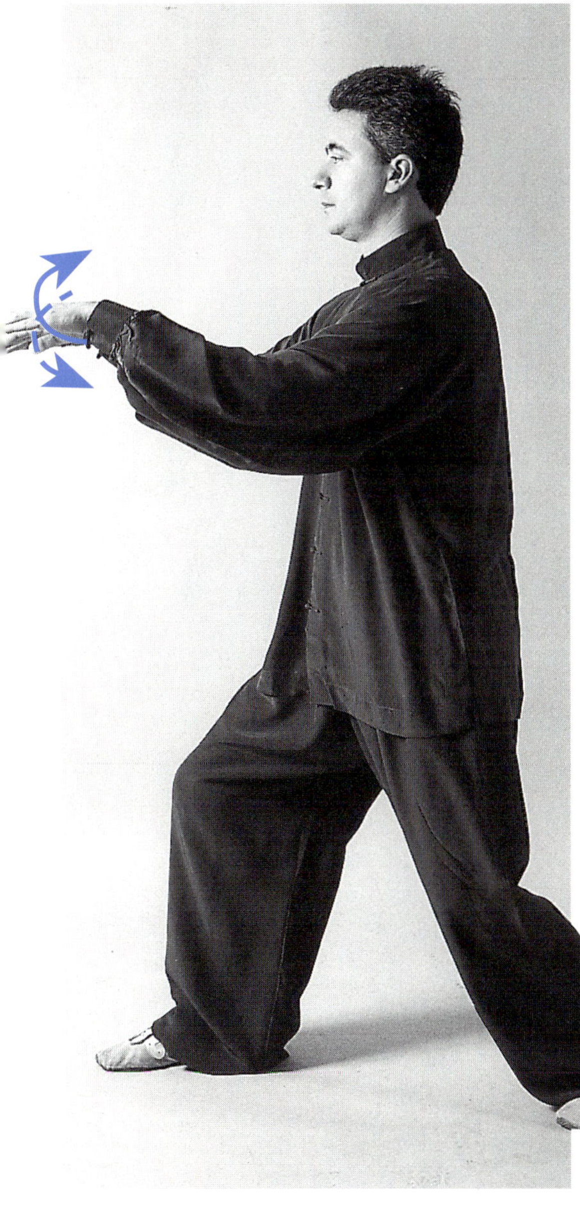

Mouvement 78 : continuer à faire porter le poids sur la jambe gauche et pousser avec les mains vers le bas.
Respiration : continuer l'inspiration.

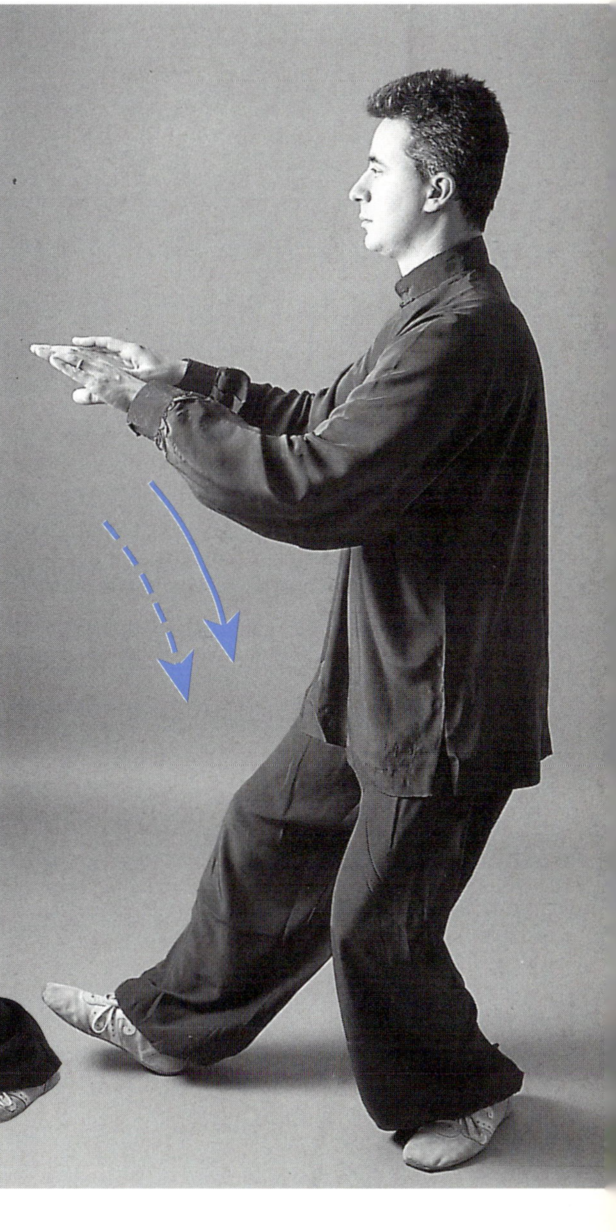

Mouvement 79 : pousser toujours plus bas jusqu'à arriver à la hauteur de l'abdomen en gardant le poids sur la jambe gauche. Regarder devant soi, tourner les doigts à l'ouest et non pas vers le bas.
Respiration : finir l'inspiration.
Essence de la technique : utiliser la force de compression Anjing vers le bas.

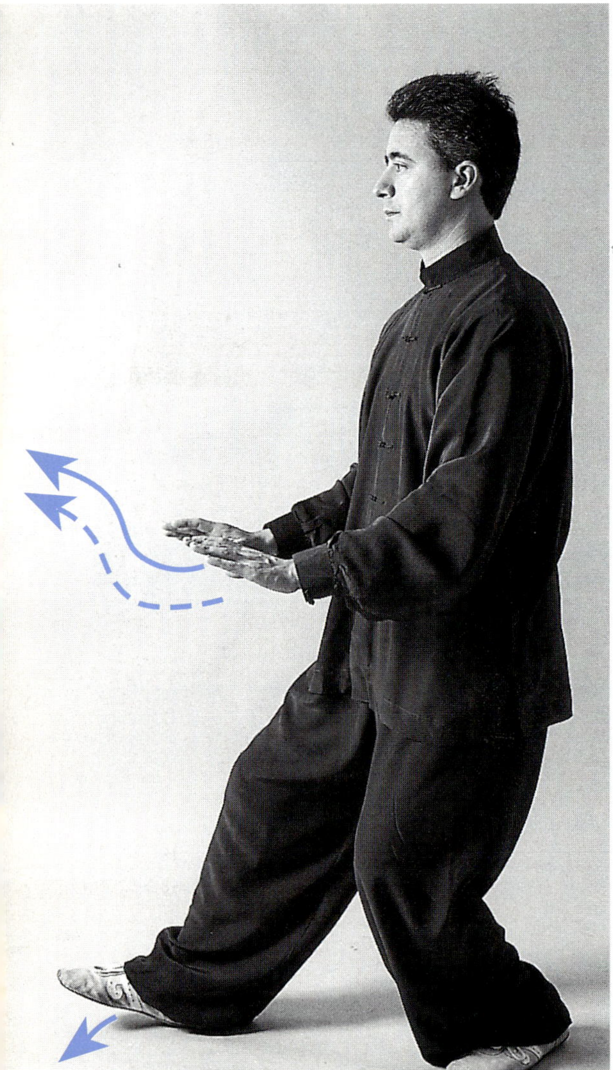

Mouvement 80 : continuer le mouvement précédent, comme si les bras étaient poussés en avant par la pression qui monte du bas ; déplacer encore le poids sur la jambe droite et pousser avec les paumes tournées en avant et les doigts vers le haut.
Respiration : expirer.
Essence de la technique : utiliser la force Jijing en poussant du bas vers le haut.

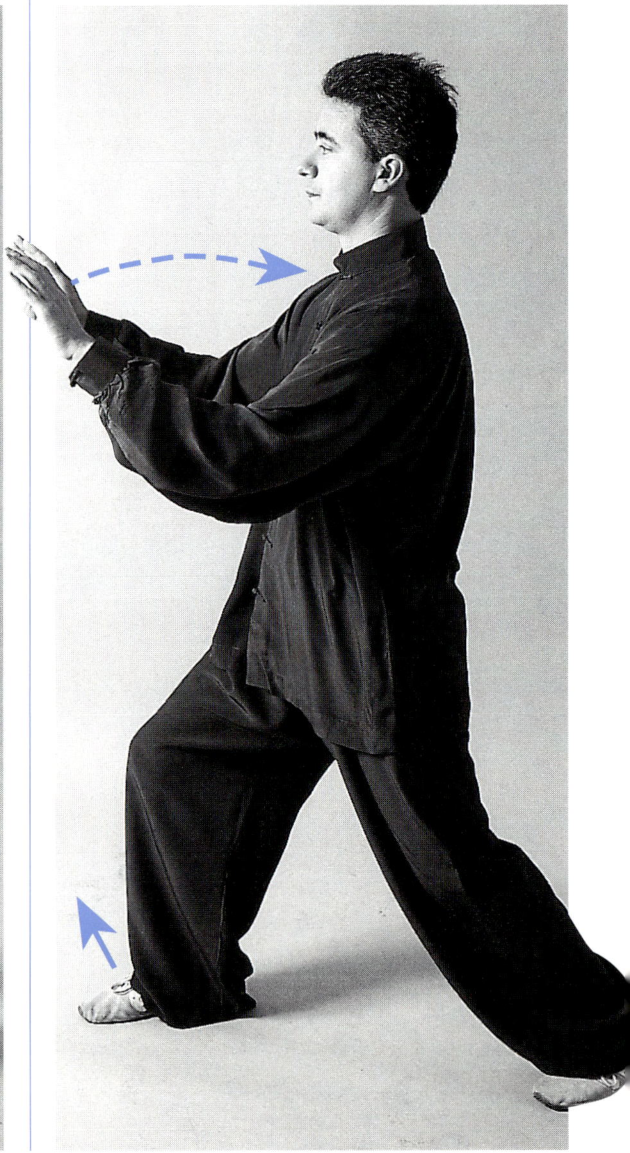

QUATRIÈME SECTION

FORME 9

Nom chinois : Dan bian, « le fouet », du mouvement 81 au mouvement 86.

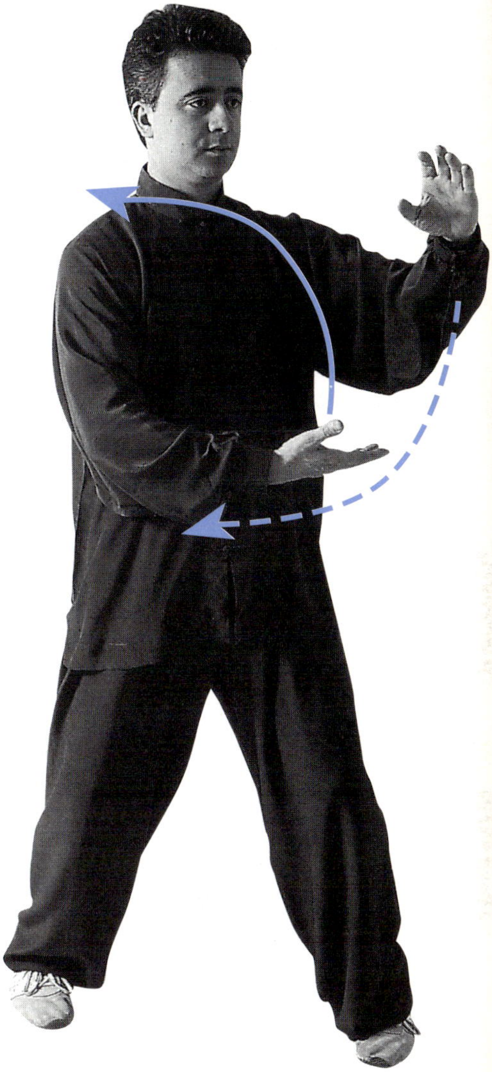

Mouvement 81 : déplacer le poids sur la jambe gauche tout en tournant le corps vers le sud-est. Lever la pointe du pied droit et, en appui sur le talon, passer la main gauche devant le visage, la paume d'abord tournée vers le visage puis vers le bas.
Respiration : commencer l'inspiration.

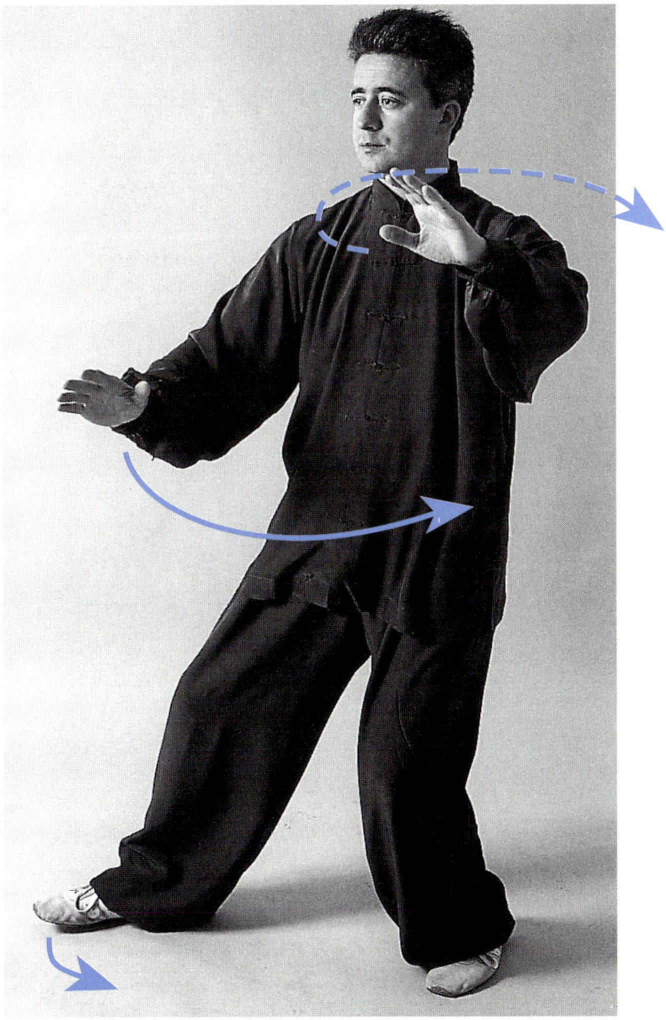

Mouvement 82 : faire passer la main gauche devant le visage, la paume regardant vers le sud tandis que la main droite passe devant l'abdomen, paume à l'est. Suivre du regard la main gauche tout en faisant porter le poids du corps sur la jambe gauche.
Respiration : continuer l'inspiration.

Mouvement 83 : déplacer le poids sur la jambe droite en continuant la rotation des mains. Abaisser la main gauche vers le sud-est. Lever la main droite et la faire passer devant le visage, la paume tournée vers le visage. Diriger le regard vers la main droite.
Respiration : finir l'inspiration.

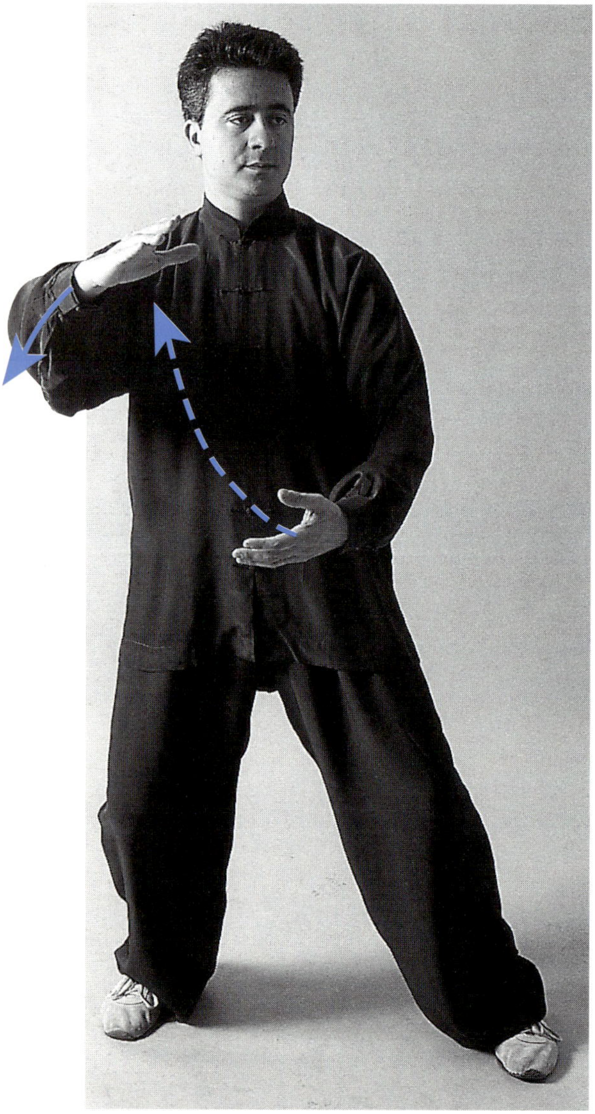

Mouvement 84 : déplacer le poids sur la jambe droite et bouger les bras en dirigeant la main droite vers le sud-ouest. À la fin de la rotation, fermer la main droite en rassemblant l'extrémité des doigts comme pour former une grappe (main en crochet). La main gauche va du bas à la hauteur du visage. Tourner le regard vers la main droite. Tenir le poids sur la jambe droite tandis que la jambe gauche se rapproche de la droite jusqu'à former une position Ting bu.
Respiration : expirer.

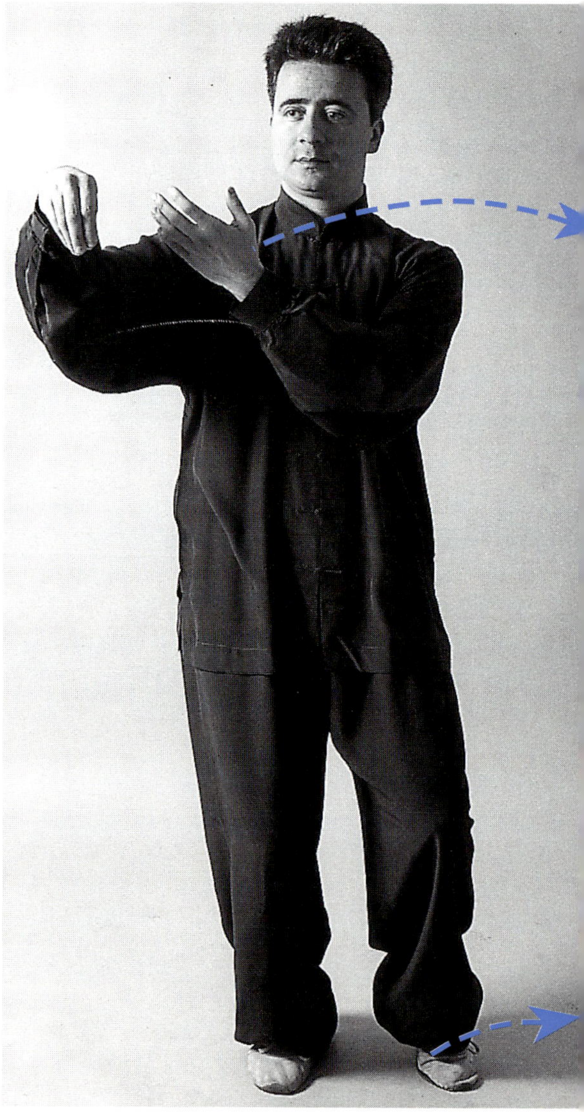

Mouvement 85 : tourner le buste et déplacer le pied gauche à l'est en appuyant le talon. Regarder la paume de la main gauche, qui se déplace du sud-ouest à l'est en passant devant le corps.
Respiration : inspirer.

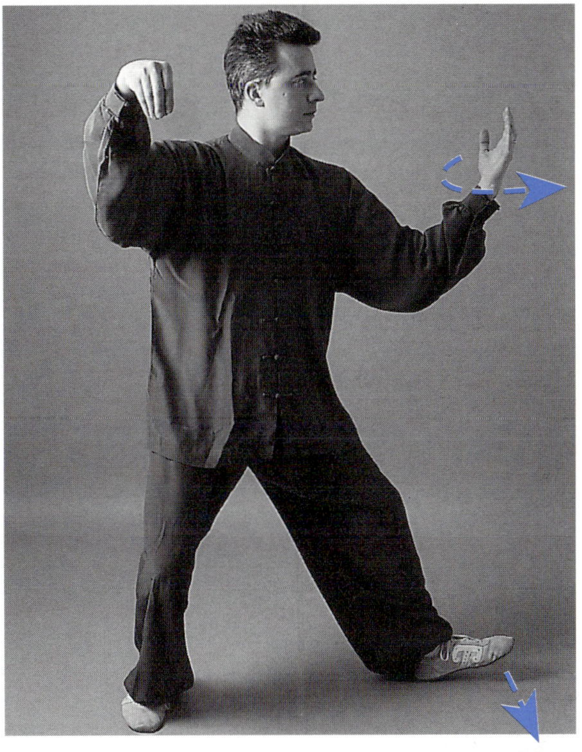

Mouvement 86 : appuyer la plante du pied gauche et exécuter une position de l'archer Gong bu vers l'est, en déplaçant en même temps le poids sur la jambe gauche et tournant la paume de la main gauche d'abord vers l'extérieur pour, ensuite, la pousser vers l'avant.
Respiration : expirer.
Essence de la technique : utiliser la force Pengjing pour l'expansion.

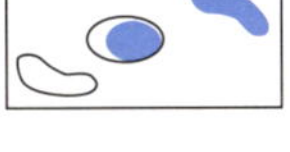

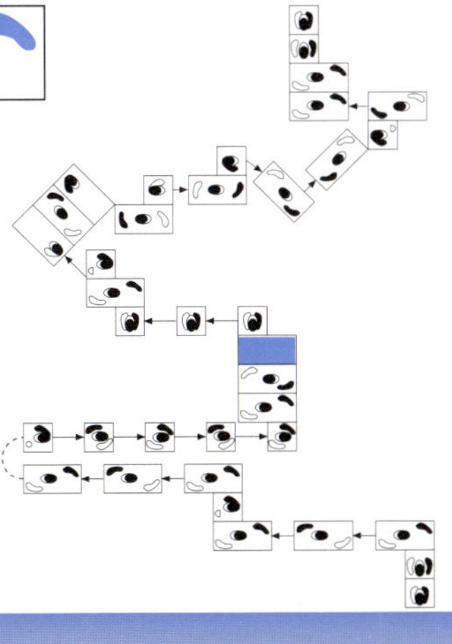

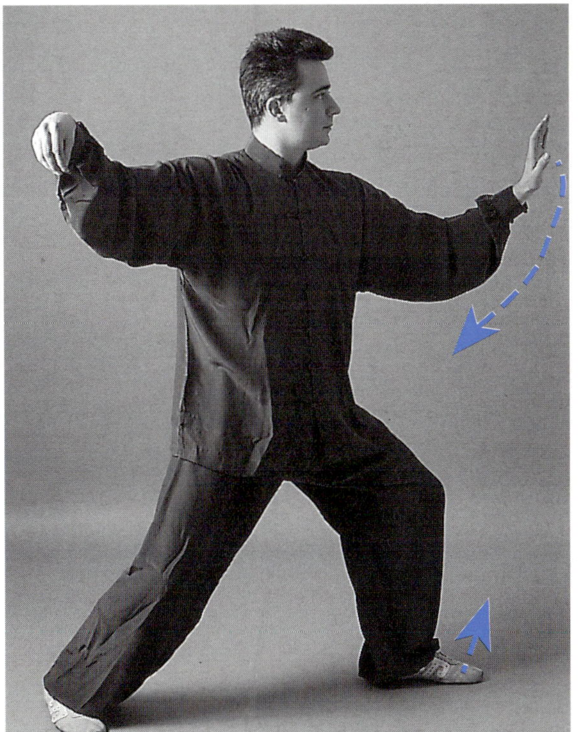

FORME 10
Nom chinois : Yun shou, « les mains entre les nuages », du mouvement 87 au mouvement 101.

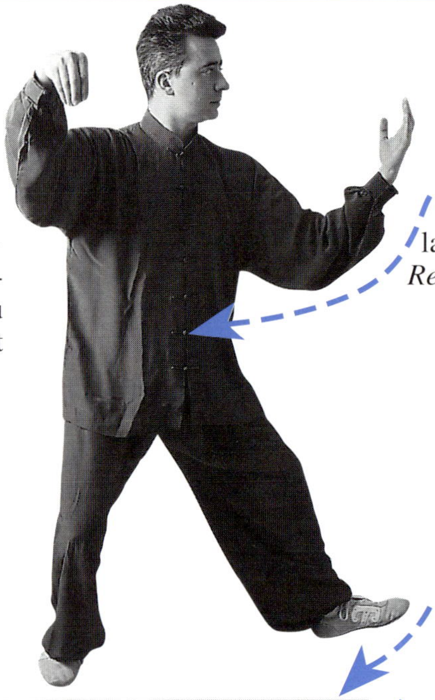

Mouvement 87 : déplacer le poids en arrière sur la jambe droite tout en haussant la pointe du pied gauche et tournant le buste vers le sud-ouest. Suivre du regard le mouvement du tronc et garder la main droite au sud-ouest.
Respiration : commencer l'inspiration.

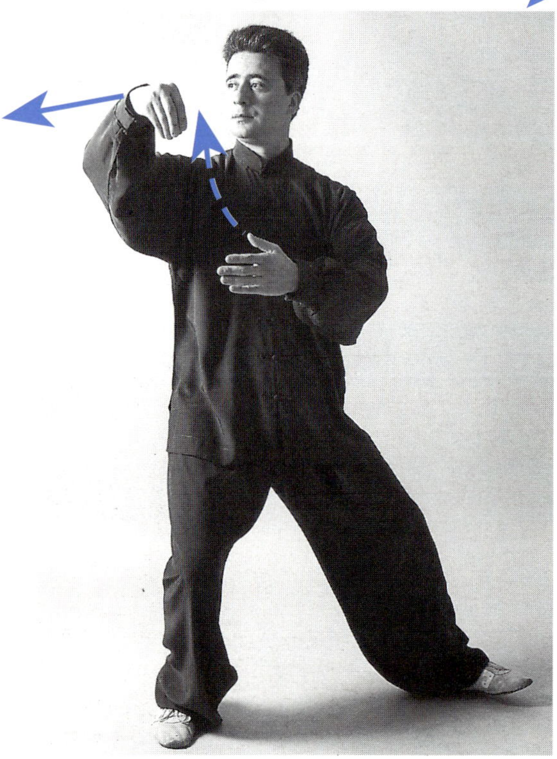

Mouvement 88 : ouvrir la main droite et commencer la rotation vers le bas. Monter avec la main gauche, tenir le poids toujours sur la jambe droite.
Respiration : finir l'inspiration.

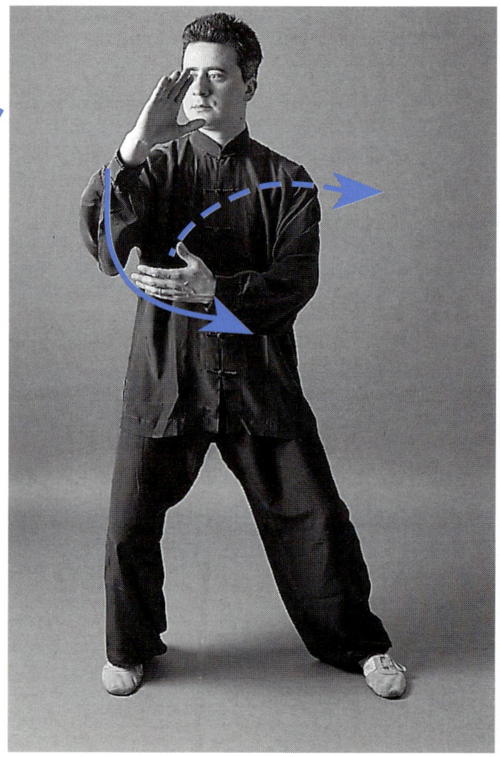

Mouvement 89 : déplacer le poids sur la jambe gauche en exécutant une position Ma bu. Passer la main gauche devant le visage, paume tournée vers l'intérieur, et la déplacer à l'est tandis que la main droite passe devant l'abdomen en direction du sud, paume tournée vers le bas.
Respiration : expirer.
Essence de la technique : utiliser l'Anjing ou force de compression, non pas vers le bas mais vers le flanc droit.

Mouvement 90 : continuer la rotation des bras comme s'ils dessinaient deux cercles, d'abord avec l'un puis avec l'autre. Après avoir haussé la main gauche, déplacer le poids sur la jambe gauche et rapprocher le pied de la jambe droite en appuyant la pointe d'abord, puis le talon. Regarder au sud-est.
Respiration : inspirer.

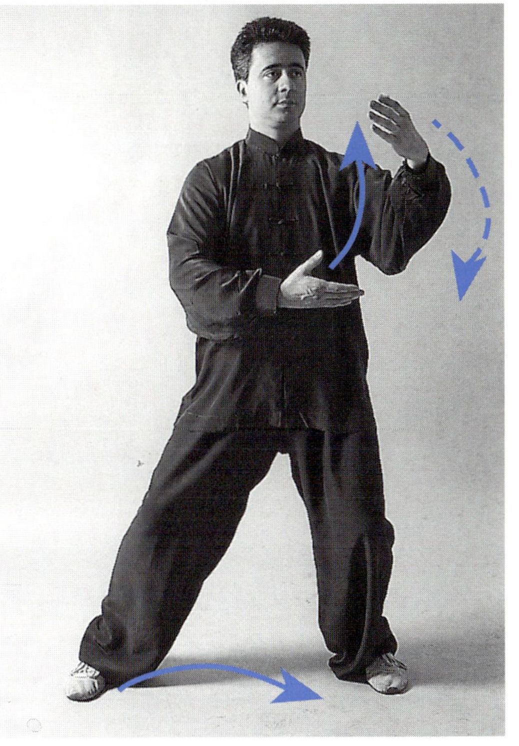

Mouvements 91 et 92 : déplacer le poids sur la jambe droite et diriger la main droite vers le sud-ouest en la faisant passer devant le visage, la paume tournée vers l'intérieur. La main gauche va elle aussi vers le sud-ouest mais passe devant l'abdomen, la paume tournée vers le bas.
Respiration : expirer.

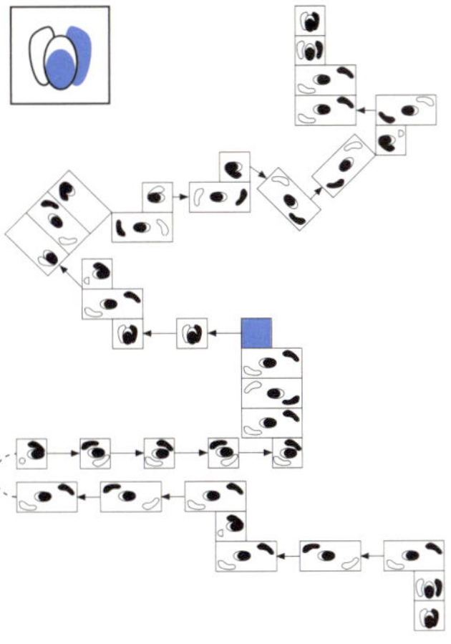

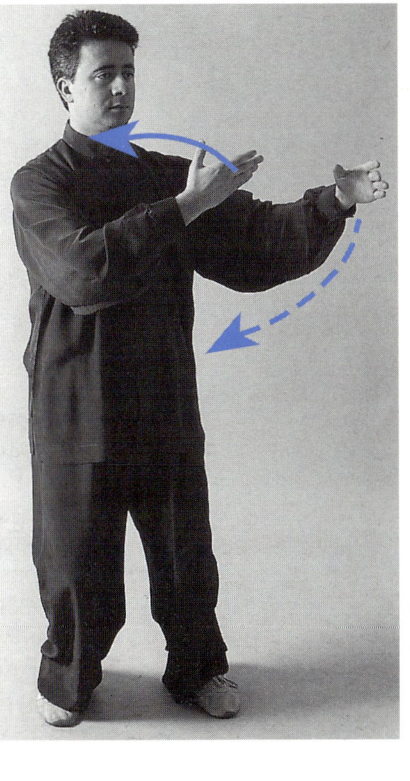

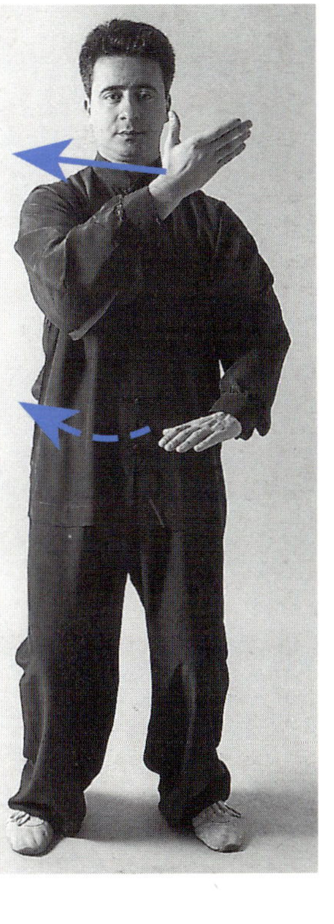

Mouvement 93 : entamer un mouvement descendant avec la main droite et un mouvement montant avec la main gauche. Regarder la main droite et déplacer le poids sur la jambe droite.
Respiration : commencer l'inspiration.

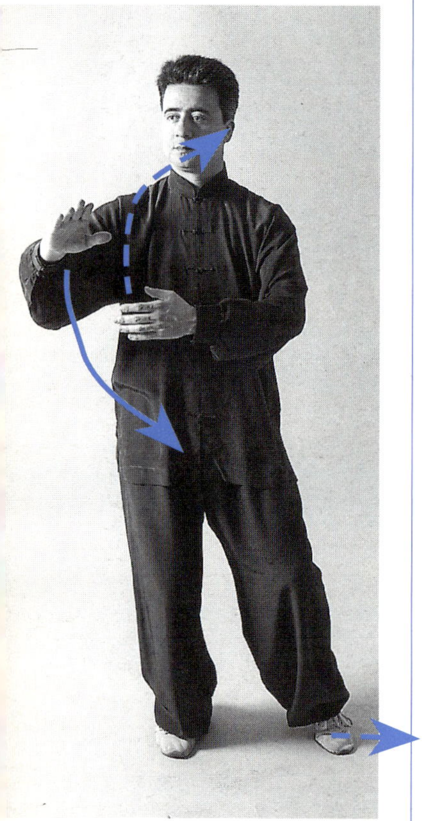

Mouvement 94 : déplacer le poids sur la jambe gauche en exécutant une position Ma bu. Faire passer la main gauche devant le visage en direction de l'est, la paume tournée vers l'intérieur, tandis que la main droite passe au niveau de l'abdomen en direction du sud, la paume regardant vers le bas.
Respiration : expirer.
Essence de la technique : utiliser l'Anjing ou force de compression, non pas vers le bas mais vers le flanc droit.

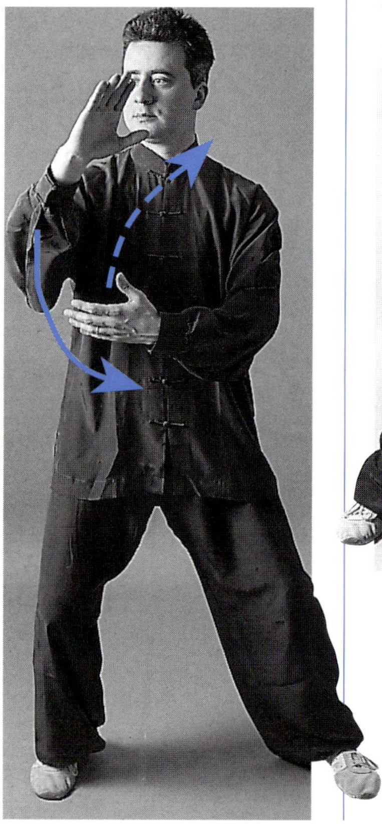

Mouvement 95 : continuer la rotation des bras comme s'ils dessinaient deux cercles, d'abord avec l'un puis avec l'autre. Après avoir levé la main gauche, déplacer le poids sur la jambe gauche et approcher le pied gauche de la jambe droite en appuyant d'abord la pointe, puis le talon. Tourner le regard vers le sud-est.
Respiration : inspirer.

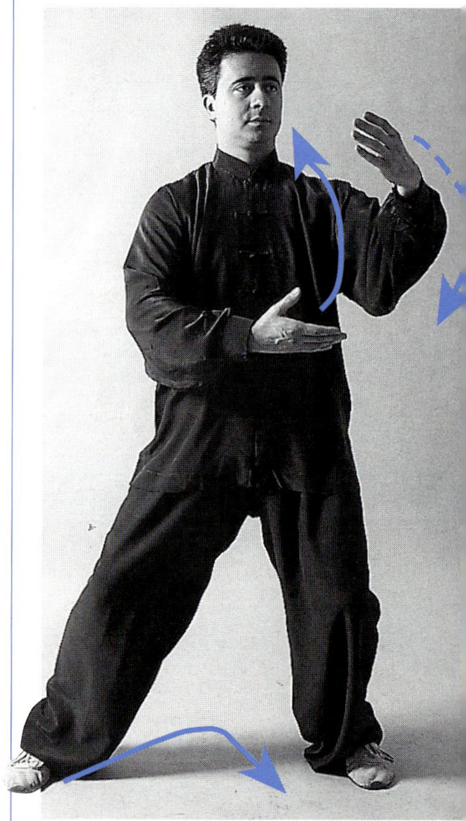

Mouvements 96 et 97 : déplacer le poids sur la jambe droite et faire passer la main droite à la hauteur du visage en direction du sud-ouest, la paume tournée vers l'intérieur. La main gauche passe devant l'abdomen en direction du sud-ouest, la paume tournée vers le bas.
Respiration : expirer.

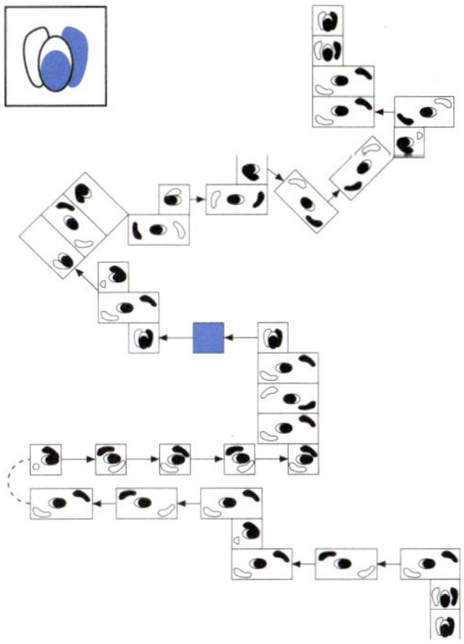

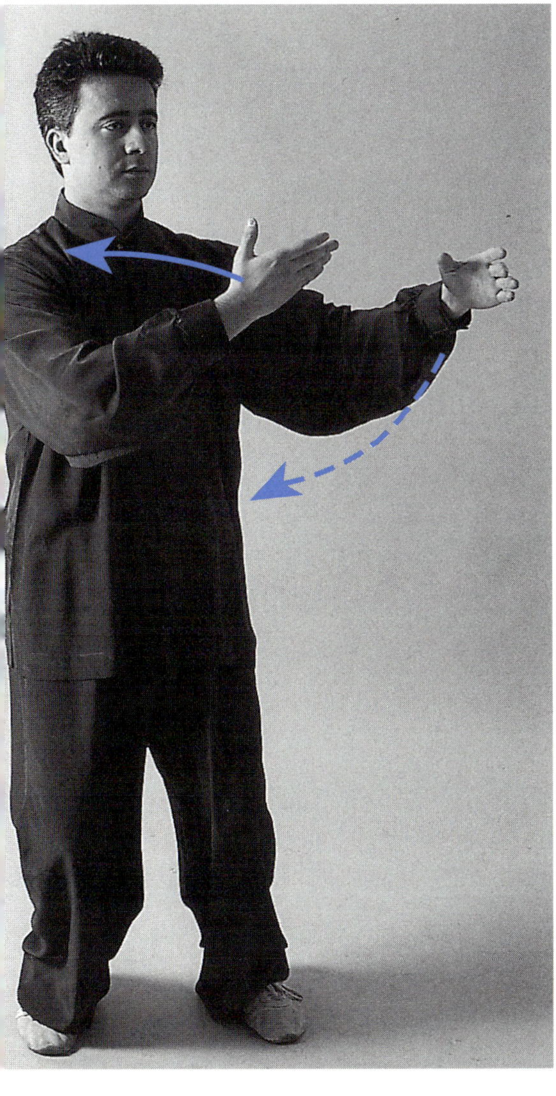

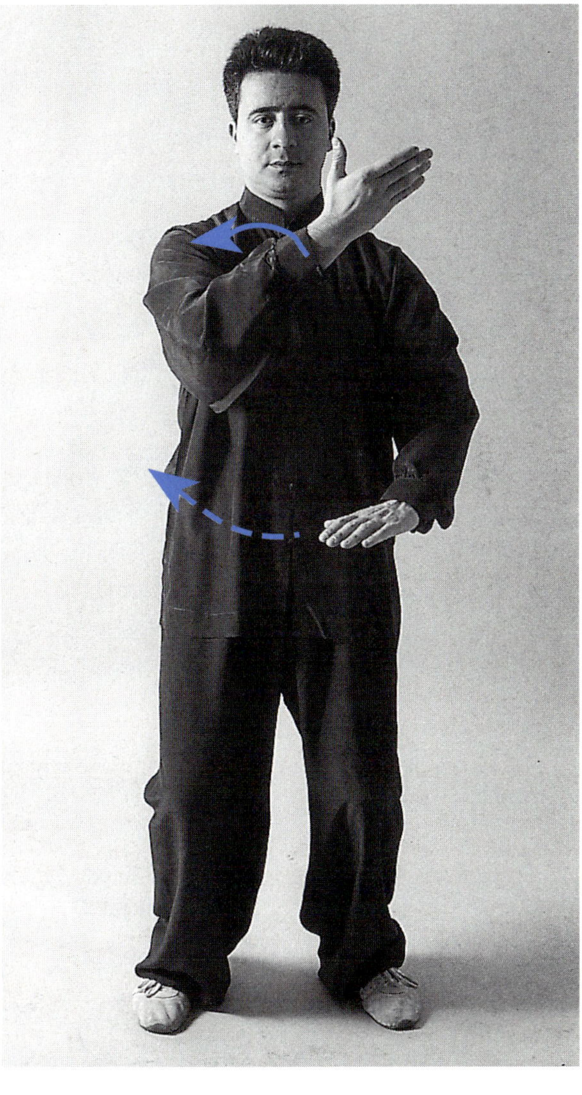

Mouvement 98 : commencer à faire descendre la main droite et monter la main gauche. Regarder la main droite et déplacer le poids sur la jambe droite.
Respiration : commencer l'inspiration.

Mouvement 99 : déplacer le poids sur la jambe gauche en exécutant une position Ma Bu. Faire passer la main gauche devant le visage en direction de l'est, la paume tournée vers l'intérieur, tandis que la main droite passe devant l'abdomen en direction du sud, la paume tournée vers le bas.
Respiration : expirer.
Essence de la technique : utiliser l'Anjing ou force de compression, non pas vers le bas mais vers le flanc droit.

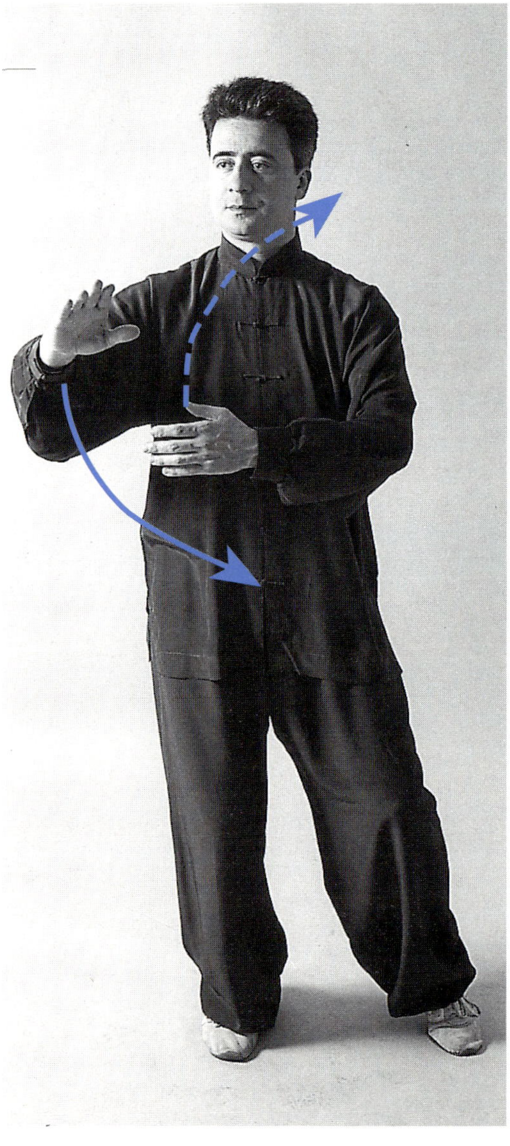

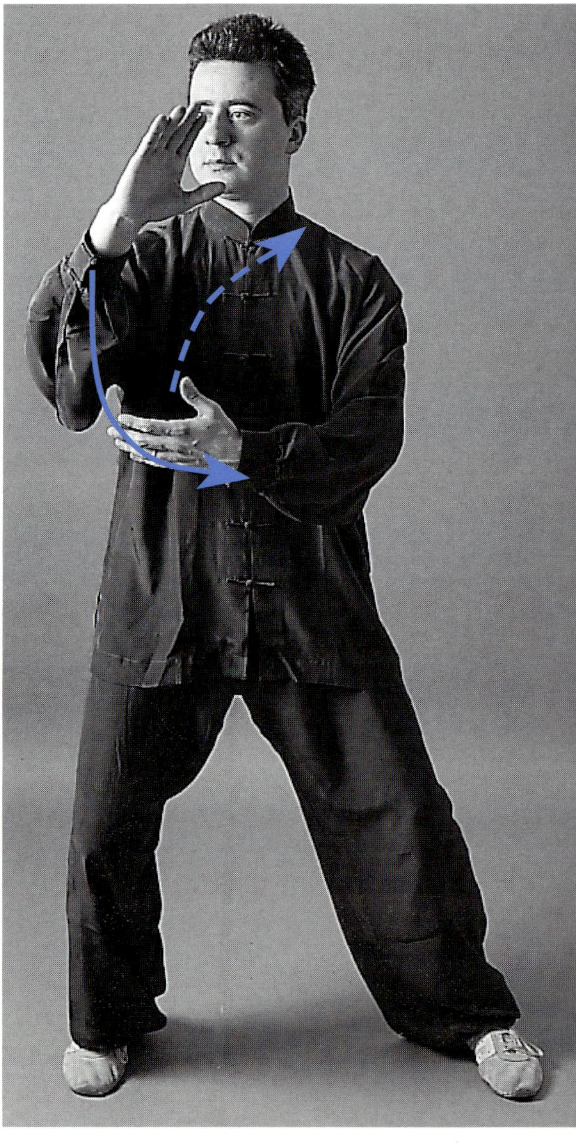

Mouvement 100 : continuer la rotation des bras comme s'ils dessinaient deux cercles, d'abord avec l'un puis avec l'autre. Après avoir levé la main gauche, déplacer le poids sur la jambe gauche et approcher le pied gauche de la jambe droite en appuyant tout d'abord la pointe, puis le talon. Tourner le regard vers le sud-est.
Respiration : inspirer.

Mouvement 101 : déplacer le poids sur la jambe droite et faire passer la main droite devant le visage en direction du sud-ouest, la paume tournée vers l'intérieur. La main gauche passe devant l'abdomen en direction du sud-ouest, la paume tournée vers le bas.
Respiration : expirer.

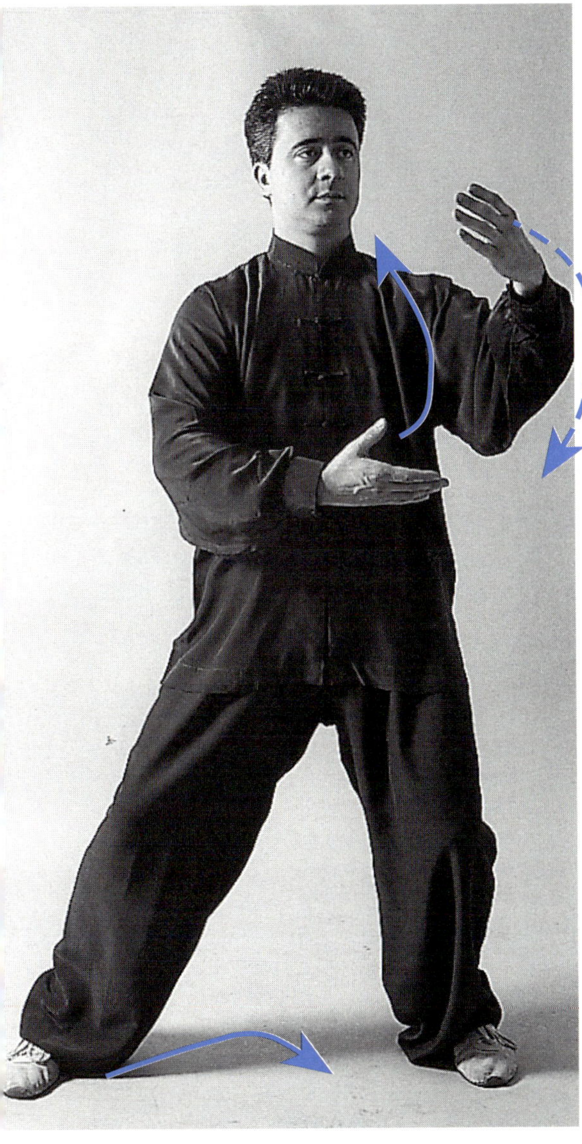

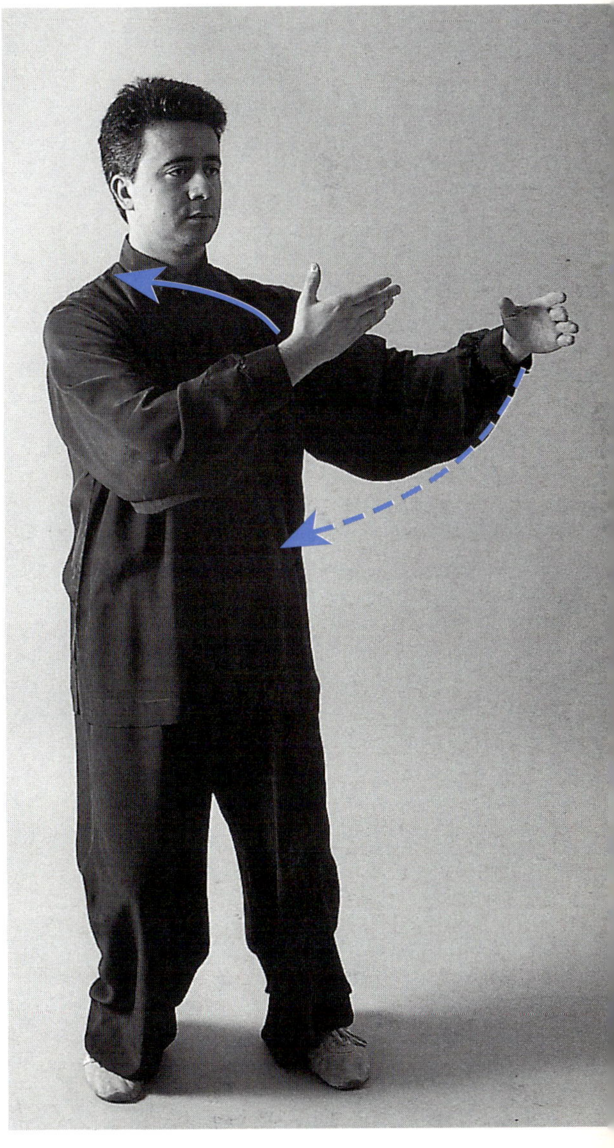

FORME 11

Nom chinois : Dan bian, « le fouet », du mouvement 102 au mouvement 106.

Mouvement 102 : le poids sur la jambe droite, déplacer la main droite à la hauteur du visage, la paume tournée vers l'intérieur, en direction du sud-ouest. Déplacer la main gauche en direction du sud-ouest au niveau de l'abdomen, la paume tournée vers le bas.
Respiration : expirer.

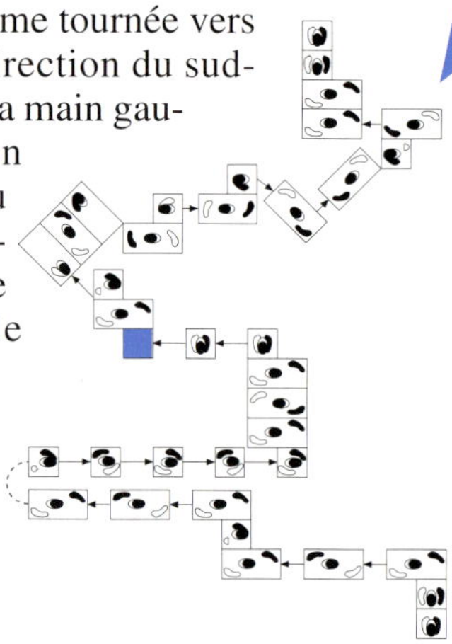

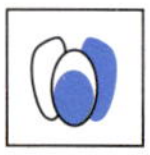

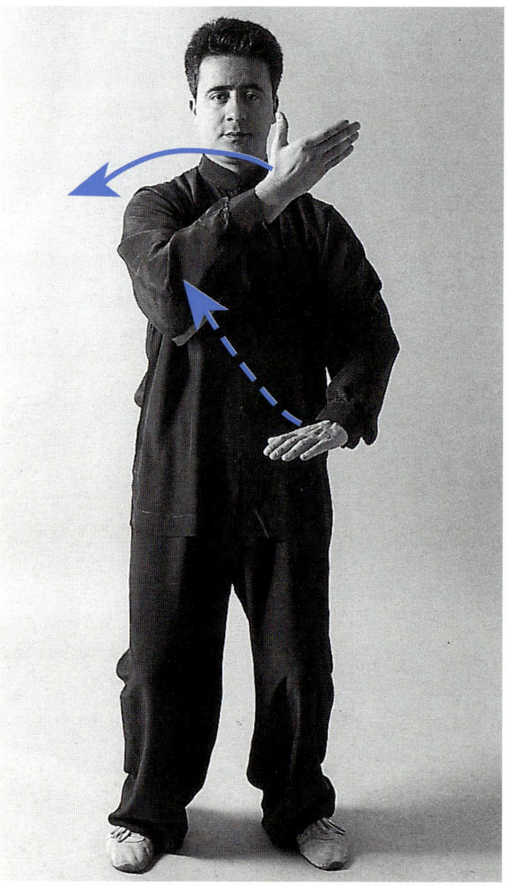

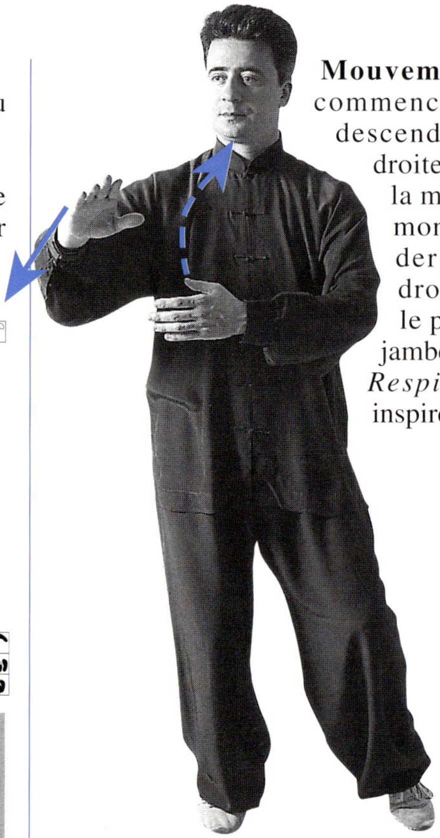

Mouvement 103 : commencer à faire descendre la main droite tandis que la main gauche monte. Regarder la main droite, garder le poids sur la jambe droite.
Respiration : inspirer.

Mouvement 104 : le poids toujours sur la jambe droite, bouger les bras en dirigeant la main droite vers le sud-ouest. À la fin de la rotation, fermer la main droite en rassemblant l'extrémité des doigts comme pour former une grappe (main en crochet). La main gauche va du bas à la hauteur du visage. Tourner le regard vers la main droite. Garder le poids sur la jambe droite tandis que la jambe gauche se rapproche de la droite jusqu'à former une position Ting bu.
Respiration : expirer.

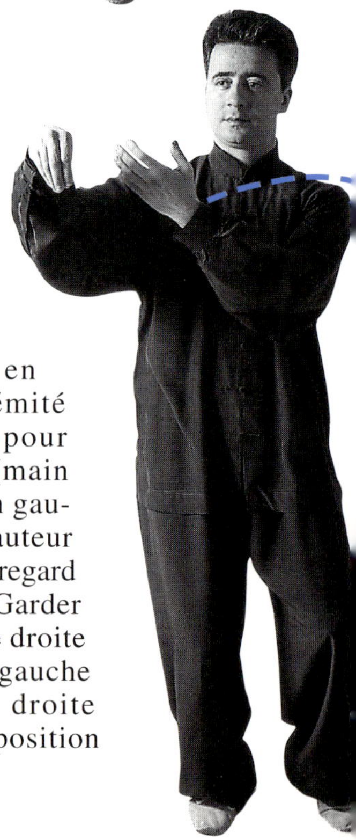

Mouvement 105 : tourner le buste et déplacer le pied gauche à l'est en appuyant le talon. Regarder la paume de la main gauche, qui se déplace du sud-ouest à l'est en passant devant le corps.
Respiration : inspirer.

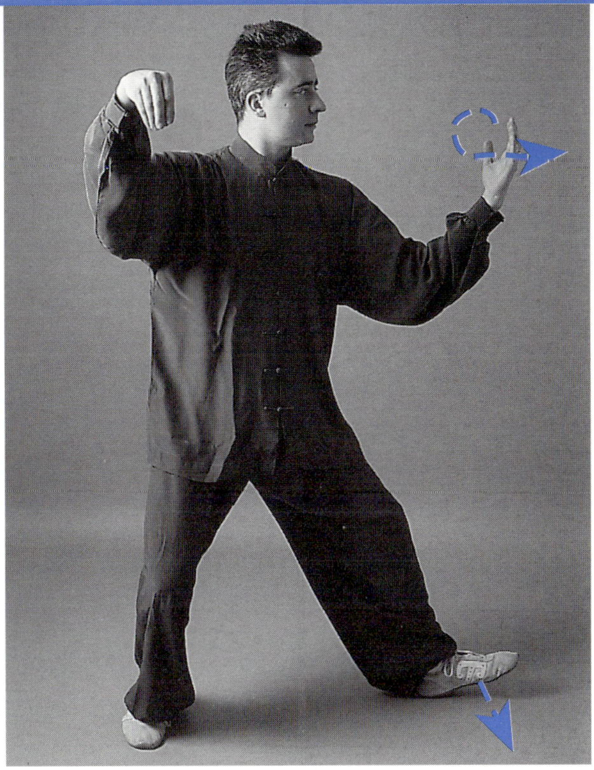

Mouvement 106 : appuyer la plante du pied gauche et se mettre en position de l'archer Gong bu à l'est tout en déplaçant le poids sur la jambe gauche, tournant la paume de la main vers l'extérieur et poussant en avant.
Respiration : expirer.
Essence de la technique : utiliser la force Pengjing pour l'expansion.

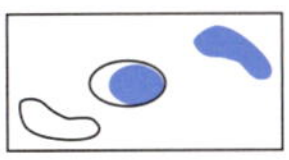

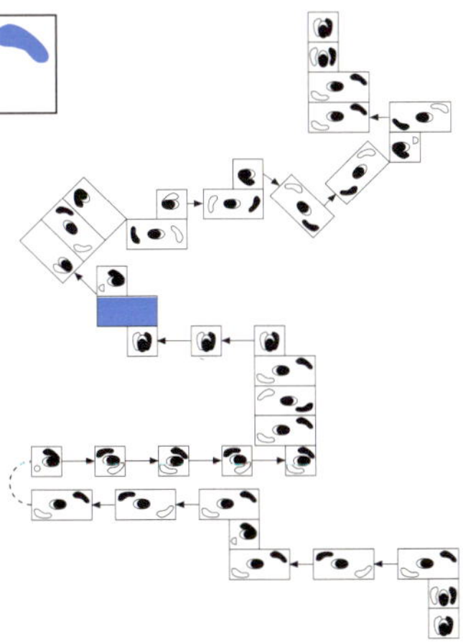

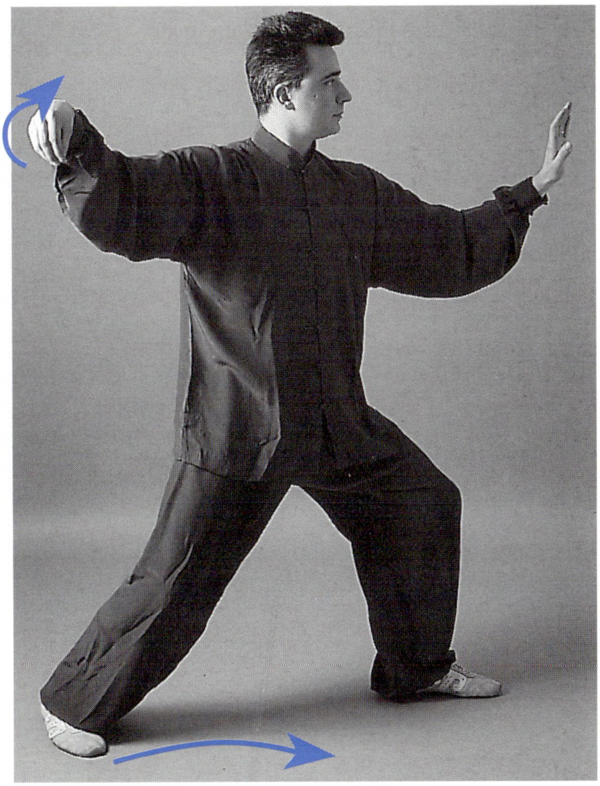

CINQUIÈME SECTION

FORME 12

Nom chinois : Gao tan ma, « caresser la crinière du cheval », du mouvement 107 au mouvement 108.

Mouvement 107 : de la position appelée « le fouet », faire porter le poids du corps sur la jambe gauche et exécuter un pas vide Xu bu en avançant la jambe droite vers est et en appuyant la pointe du pied. Dans le même temps, ouvrir la main droite de la position de grappe en tournant le poignet dans le sens inverse des aiguilles d'une montre, la paume de la main gauche tournée vers le haut.
Respiration : inspirer.

Mouvement 108 : suivre la position Ting bu avec le poids sur la jambe droite et la pointe du pied gauche appuyée au sol. Croiser les mains comme pour caresser la crinière d'un cheval, la gauche vers l'ouest et la droite vers l'est.
Respiration : expirer.
Essence de la technique : utiliser la force Liejing pour diviser.

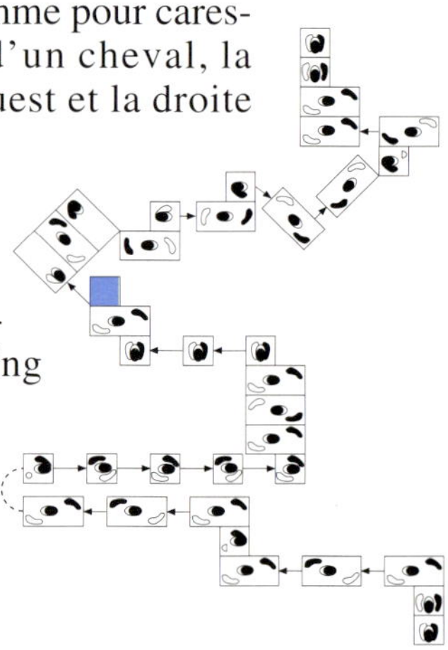

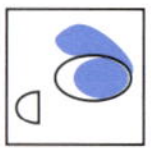

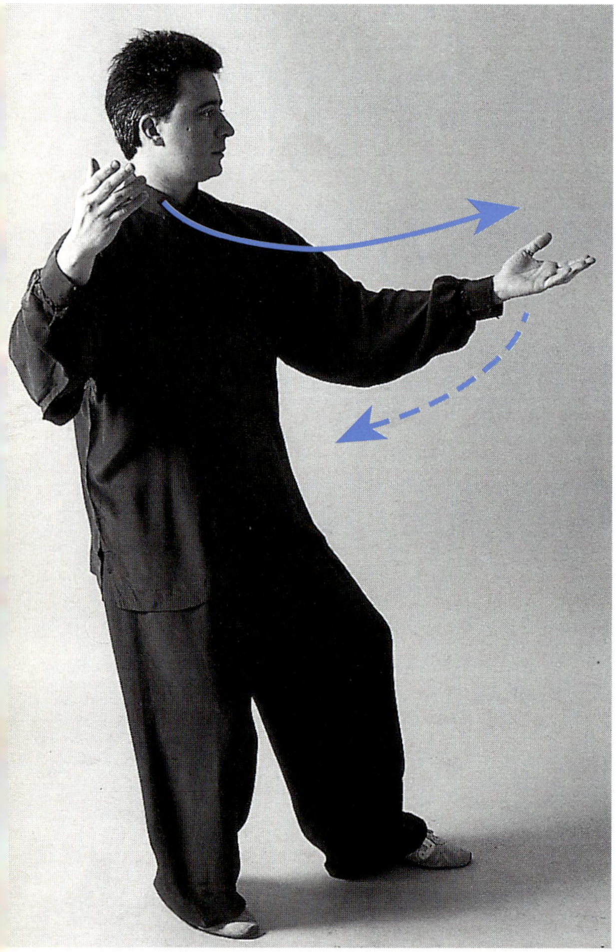

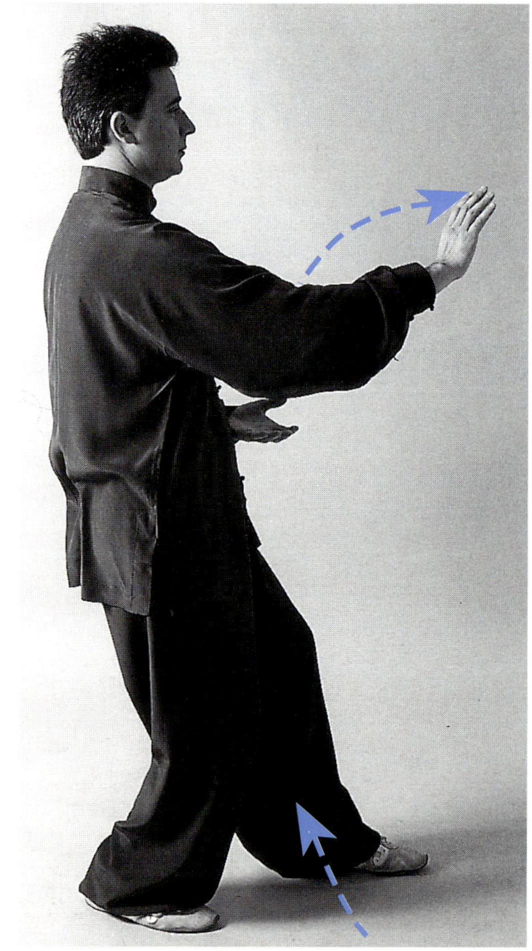

FORME 13

Nom chinois : You deng jiao, « coup de pied droit du talon », du mouvement 109 au mouvement 114.

Mouvement 109 : le poids tout entier sur la jambe droite, soulever légèrement le pied gauche du sol tout en levant la main gauche et la croisant avec la main droite devant le visage, la paume vers l'intérieur, tandis que la main droite descend, la paume tournée à l'est.
Respiration : inspirer.

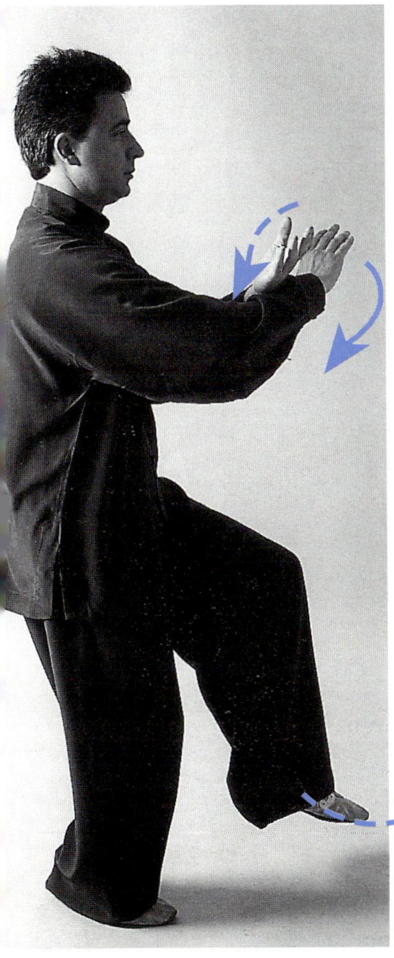

Mouvement 110 : descendre le pied gauche vers le nord-est en appuyant le talon au sol. La paume de la main gauche se tourne vers l'extérieur et les deux mains commencent à s'ouvrir vers le nord-est.
Respiration : continuer l'inspiration.

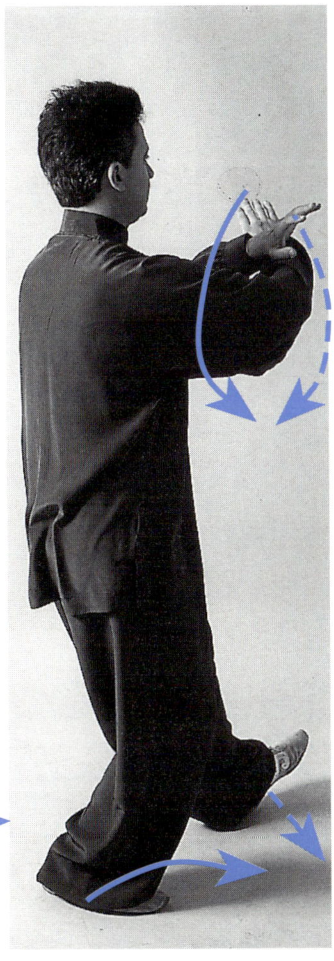

Mouvement 111 : faire porter le poids sur la jambe gauche et lever la jambe droite pour entamer un déplacement en avant. Continuer d'ouvrir les mains en les faisant descendre, puis les rassembler devant l'abdomen.
Respiration : continuer l'inspiration.

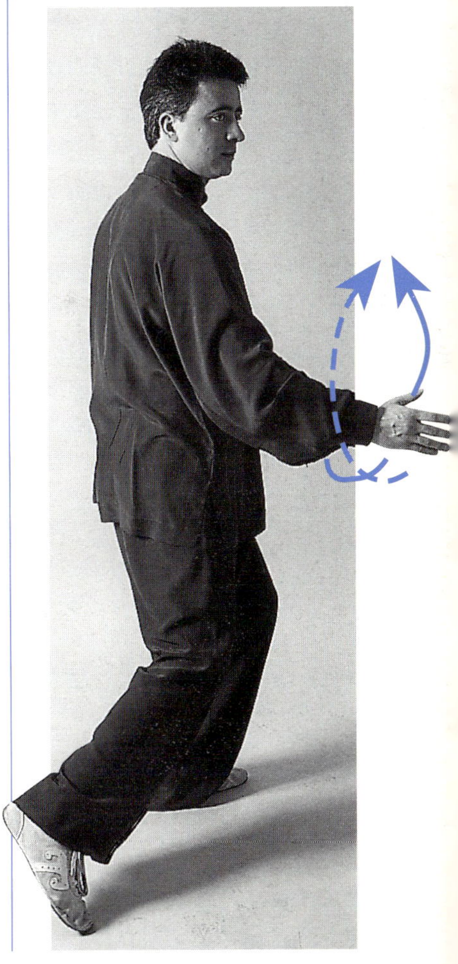

Mouvement 112 : déplacer la jambe droite en avant vers le sud-est, en appuyant la pointe du pied au sol, le regard posé sur la jambe.
Lever les mains jusque devant le visage, les avant-bras croisés, le droit à l'extérieur, les paumes des mains tournées vers le visage.
Respiration : finir l'inspiration.

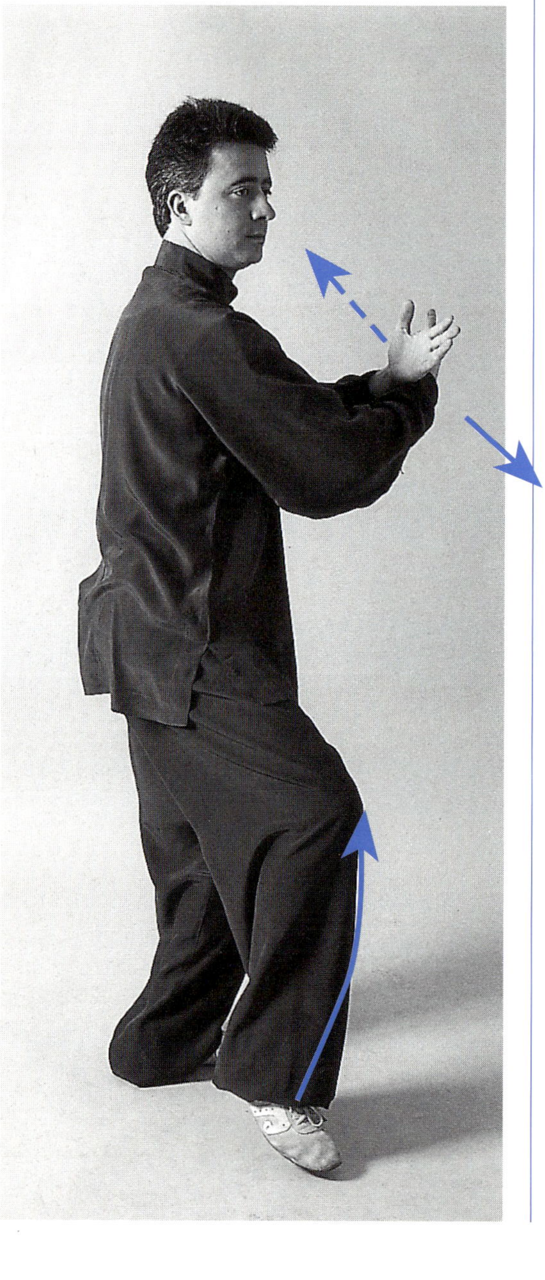

Mouvement 113 : faire porter tout le poids sur la jambe gauche et lever le genou droit, la pointe du pied droit tendue vers le bas, tout en ouvrant les mains en direction du sud-est, comme pour ouvrir un éventail.
Respiration : expirer.

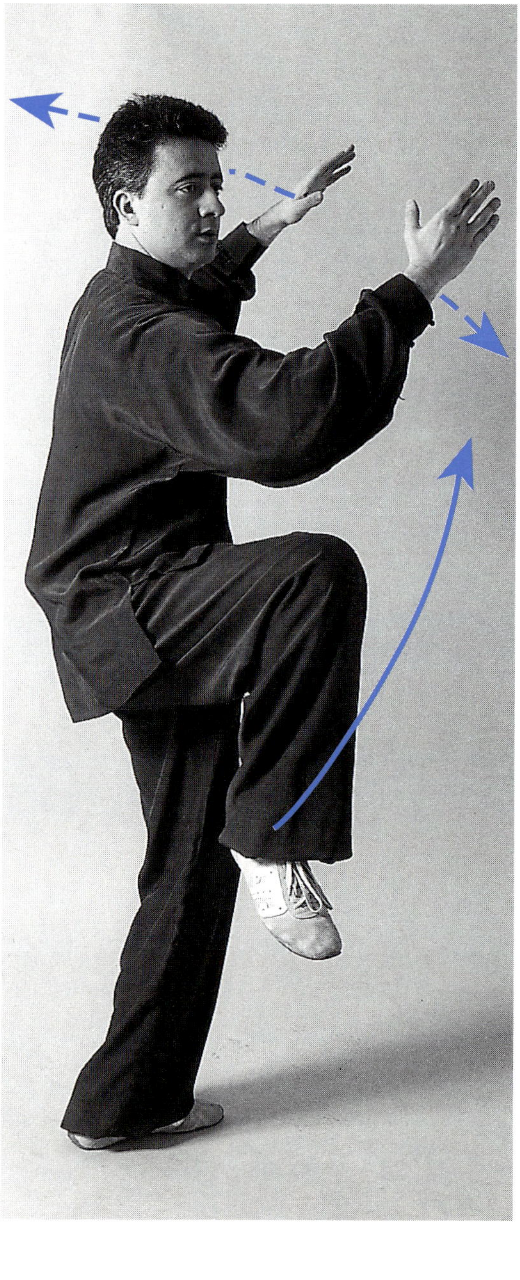

Mouvement 114 : tendre la jambe droite et donner un coup de talon, le pied devant se lever jusqu'à la hauteur des épaules. Garder la pointe du pied tournée vers le visage. Dans le même temps, ouvrir les mains, en respectant les trois coordinations tai chi chuan. Tenir la main droite au-dessus de la jambe droite et la main gauche tournée vers le nord-est.
Respiration : finir l'expiration.

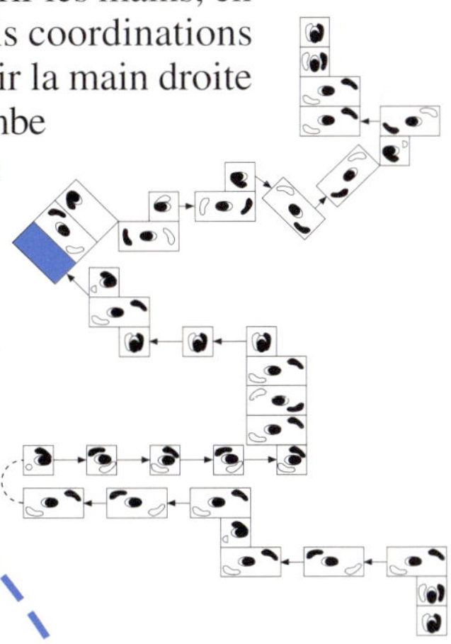

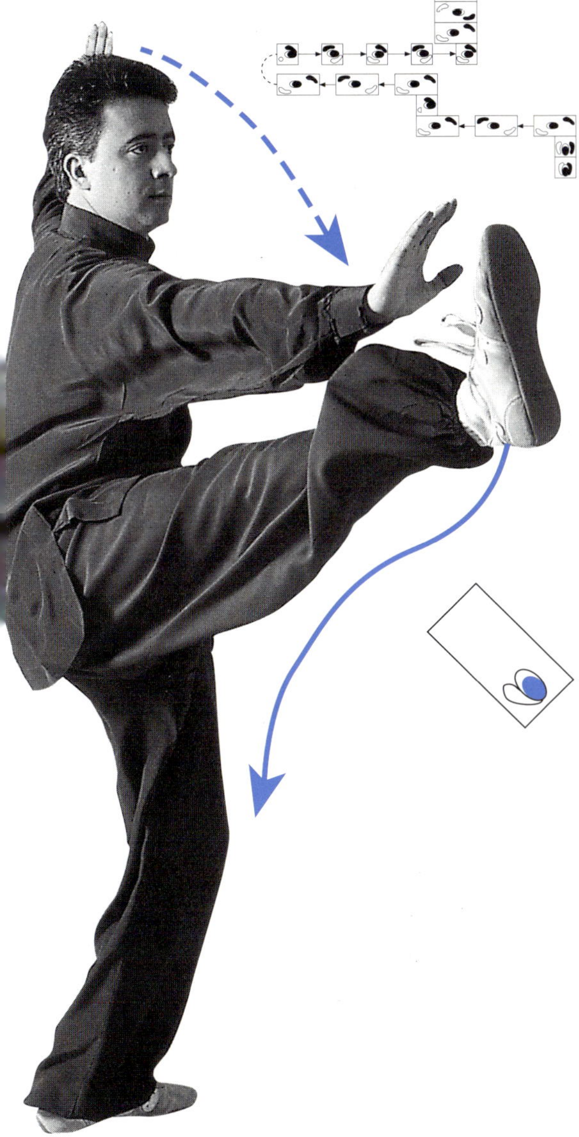

FORME 14

Nom chinois : Shuang feng guan er, « frapper d'un double poing », du mouvement 115 au mouvement 118.

Mouvement 115 : ramener la jambe près du corps et tourner les paumes des mains vers le haut. Les faire descendre en pressant de l'extérieur des avant-bras. Pendant que les mains descendent, lever le genou droit et plier la jambe gauche.
Respiration : inspirer.

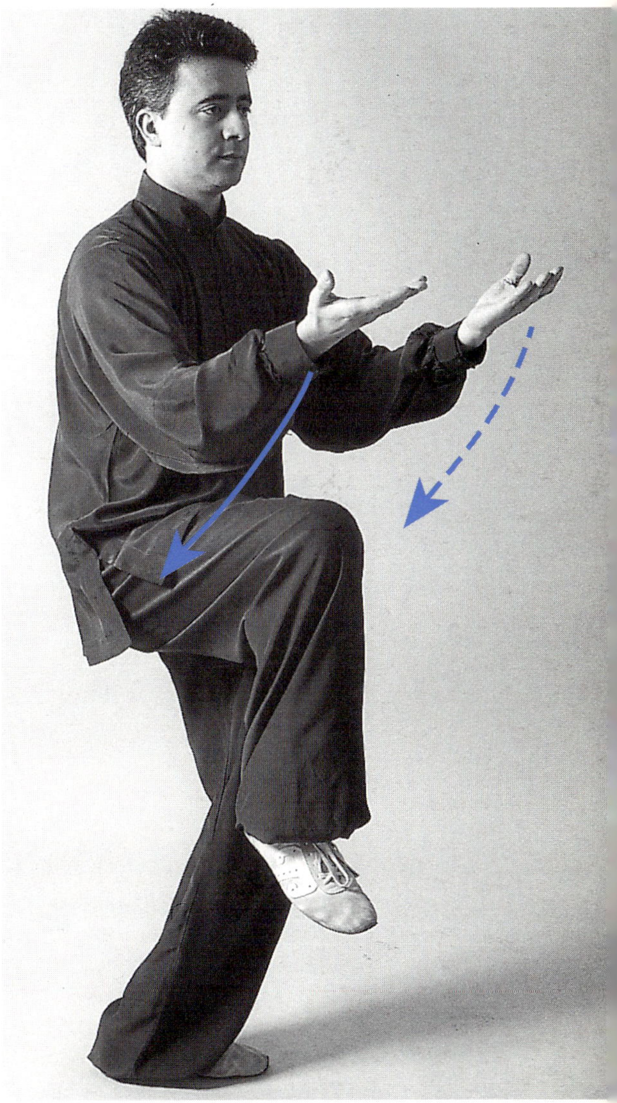

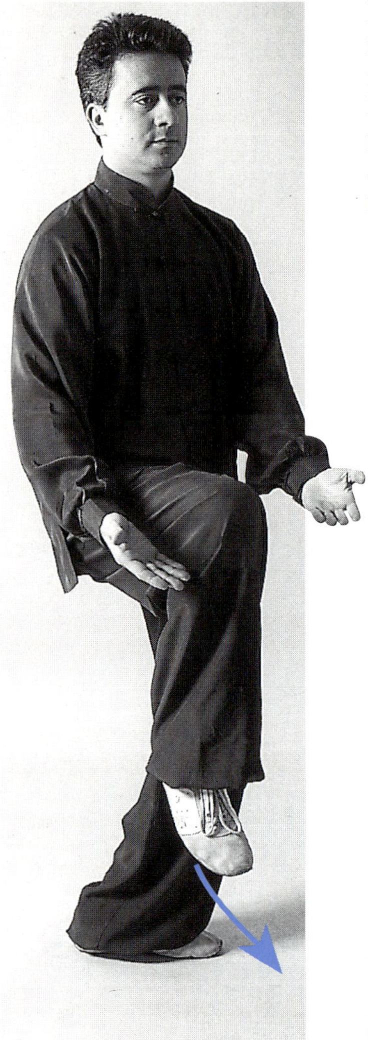

Mouvement 116 : continuer de faire descendre les mains sous le genou droit. Maintenir le corps droit sans pencher la tête en avant.
Respiration : continuer l'inspiration.

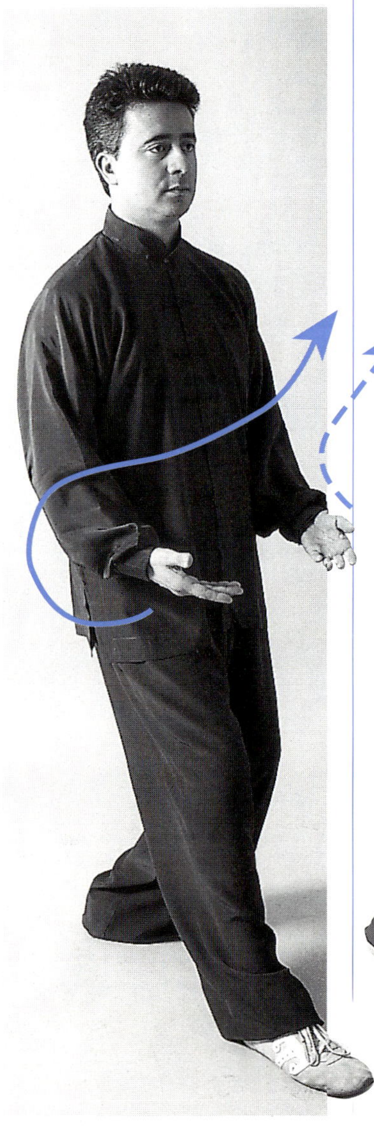

Mouvement 117 : faire descendre la jambe droite en direction du sud-est en appuyant le talon au sol. Dans le même temps, commencer une rotation des deux bras vers le haut et vers l'intérieur.
Respiration : finir l'inspiration.

Mouvement 118 : porter le poids en avant en suivant une position de l'archer Gong bu et frapper du poing à la hauteur de la tête. Tenir les poings à environ 20 cm l'un de l'autre.
Respiration : expirer.

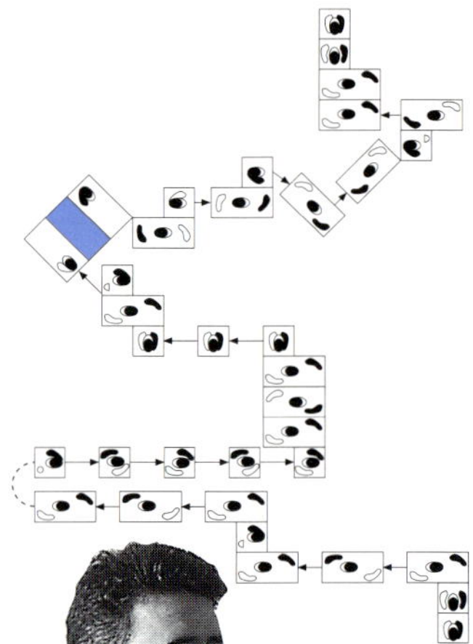

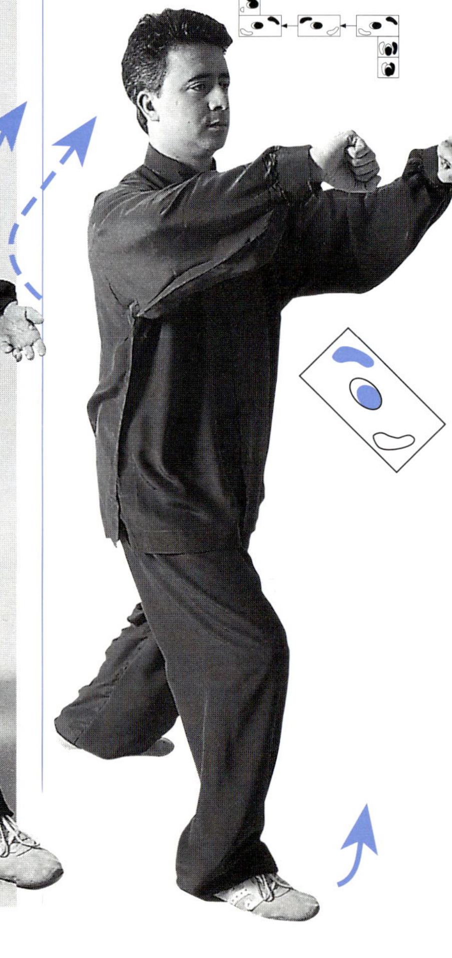

FORME 15

Nom chinois : Zhuan shen zuo deng jiao, « tourner le corps, coup de pied gauche du talon », du mouvement 119 au mouvement 124.

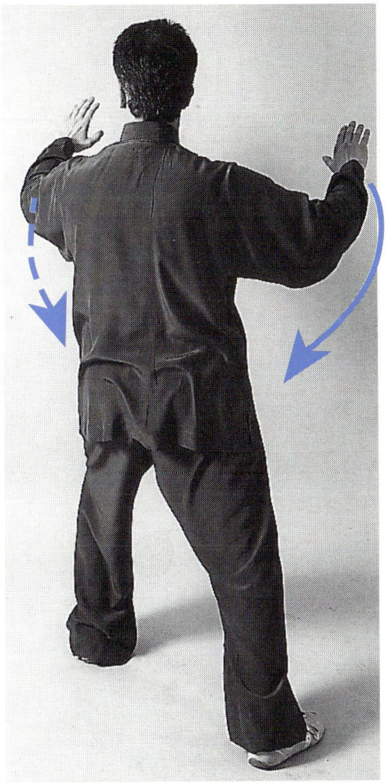

Mouvement 120 : le poids du corps sur la jambe gauche, continuer d'ouvrir les mains.
Respiration : continuer l'inspiration.

Mouvement 119 : déplacer le poids sur la jambe gauche et tourner le buste de 180° en direction du nord-ouest tout en ouvrant les mains en éventail.
Respiration : inspirer.

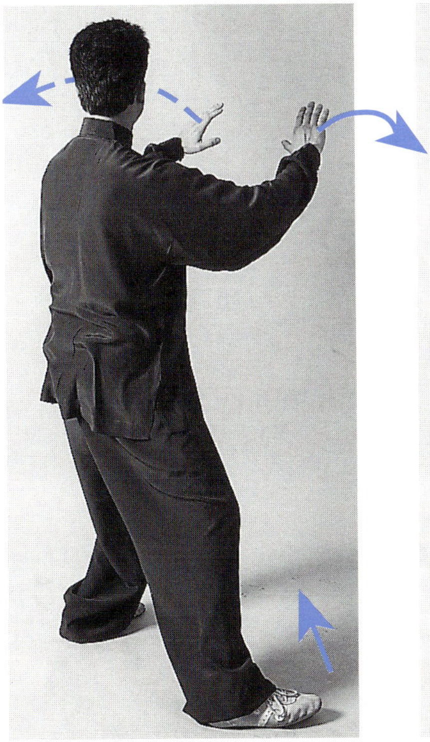

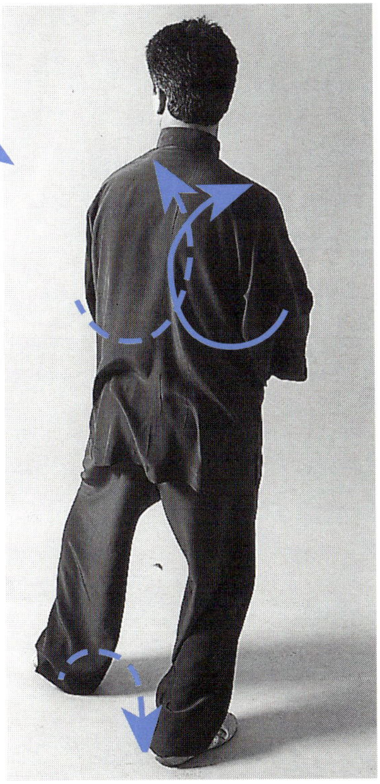

Mouvement 121 : déplacer le poids sur la jambe droite et ramener la jambe gauche vers l'arrière en appuyant la pointe du pied au sol. Rassembler les mains devant l'abdomen.
Respiration : continuer l'inspiration.

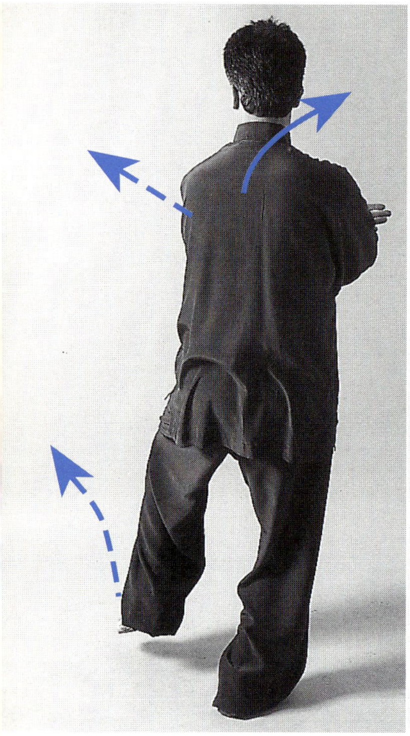

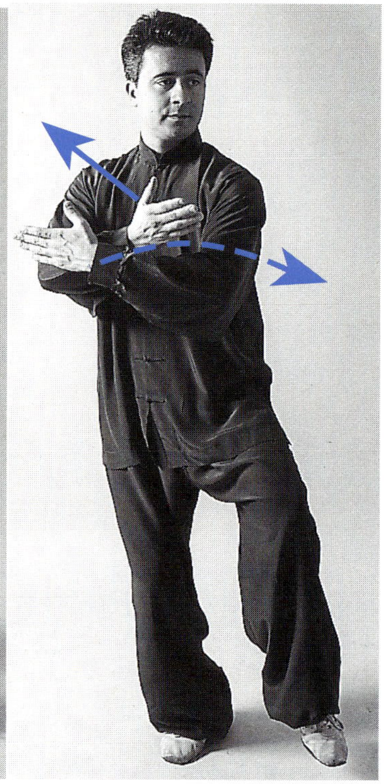

Mouvement 124 : tendre la jambe en donnant un coup de talon gauche et ouvrir les bras, respectant les trois coordinations du tai chi chuan. Garder le bras gauche sur la jambe gauche et le droit en direction du nord-est.
Respiration : finir l'expiration.

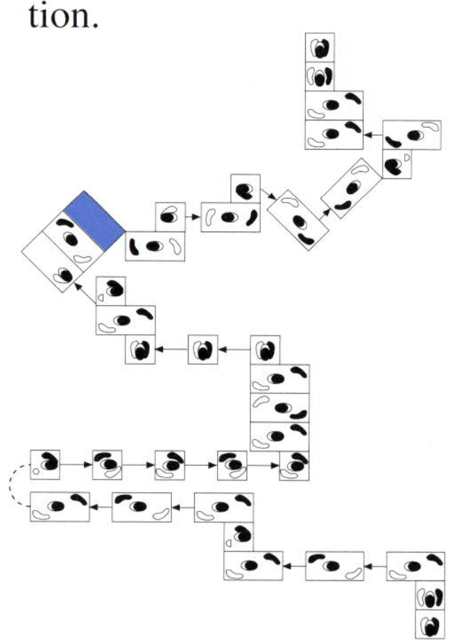

Mouvement 122 : continuer le mouvement des bras jusqu'à arriver devant le visage, les avant-bras croisés, le gauche à l'extérieur et les paumes des mains regardant le visage.
Respiration : finir l'inspiration.

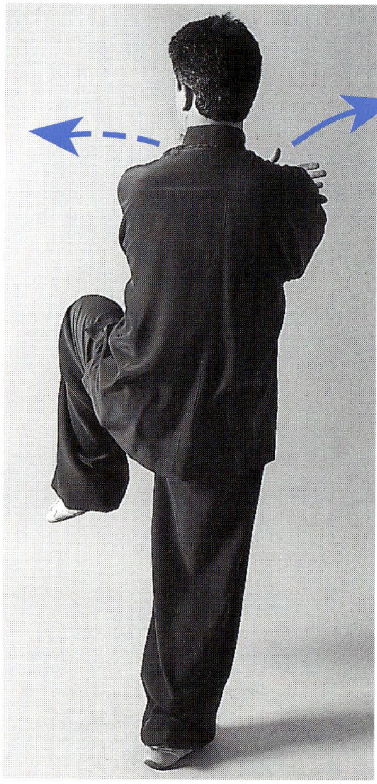

Mouvement 123 : lever le genou gauche, la pointe tournée vers le bas, et commencer à ouvrir les bras.
Respiration : expirer.

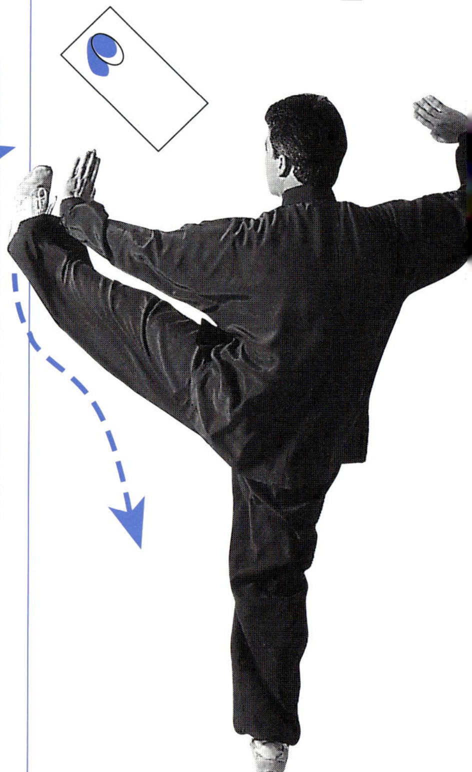

SIXIÈME SECTION

FORME 16

Nom chinois : Zuo xia shi du li, « se ployer à gauche et tenir sur une jambe », du mouvement 125 au mouvement 131.

Mouvement 125 : ramener la jambe gauche près du corps ainsi que le bras gauche.
Respiration : inspirer.

Mouvement 126 : toujours en équilibre sur la jambe droite, tourner le buste vers le nord-est en avançant la main droite et la fermant en grappe. Faire passer la main gauche devant le visage et commencer à la diriger vers le bas.
Respiration : continuer l'inspiration.

Mouvement 127 : faire descendre la jambe gauche en direction de l'ouest en appuyant d'abord le talon au sol, la pointe du pied tournée vers le nord. Dans le même temps, plier la jambe droite. Regarder vers la main droite, au nord-est.
Respiration : continuer l'inspiration.

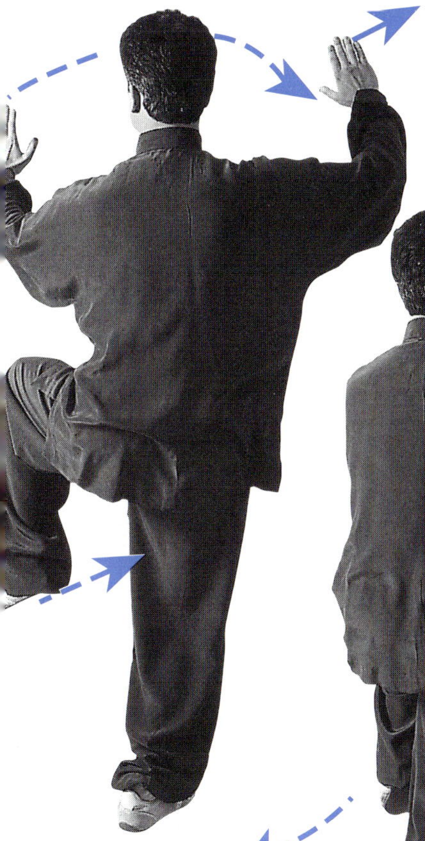

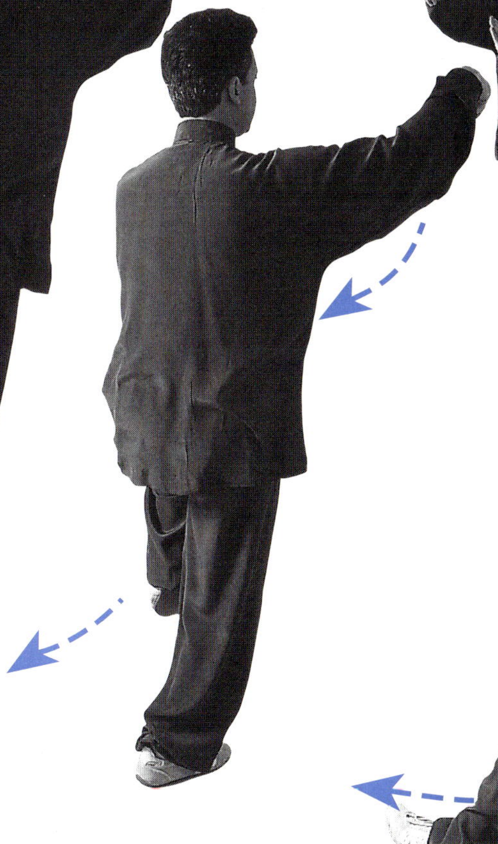

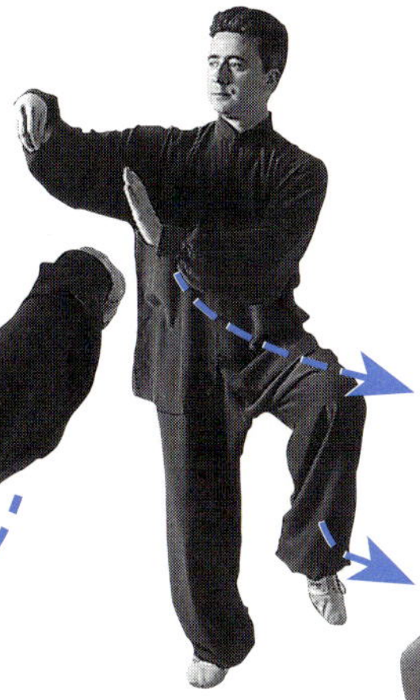

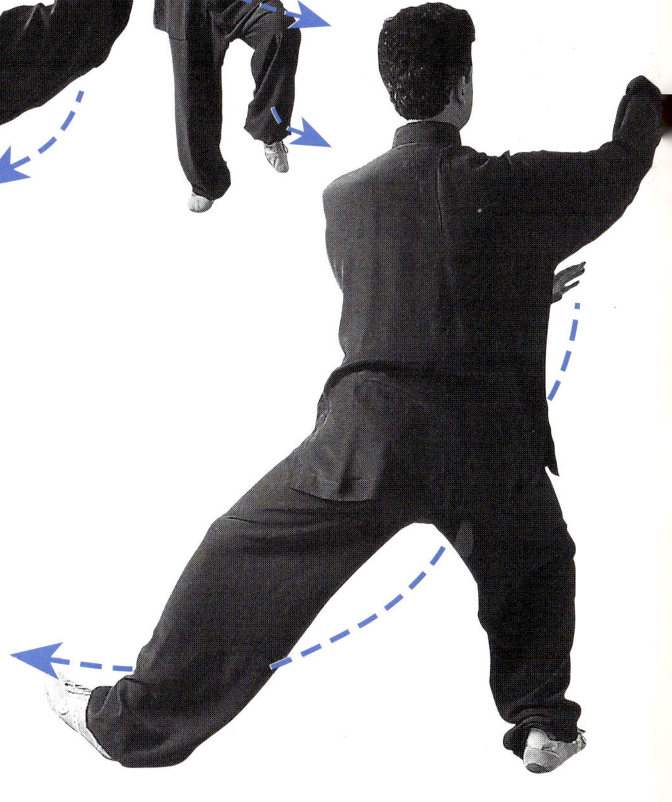

Mouvement 128 : descendre dans la position Pu bu avec la gauche tendue et le genou droit plié. Poursuivre la rotation de la main gauche tout en la déplaçant de l'abdomen en direction de l'ouest, près du pied gauche. Garder la main droite encore fermée en grappe, tournée au nord-est. Le regard est à l'ouest, légèrement vers le bas. Maintenir le buste et la tête droits, les hanches le plus proche possible du sol.
Respiration : expirer.

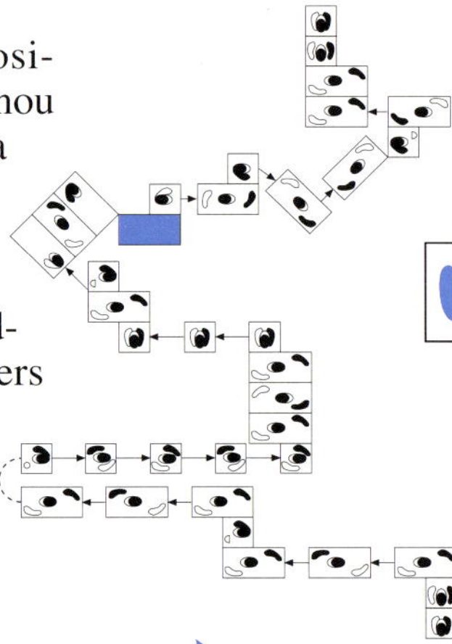

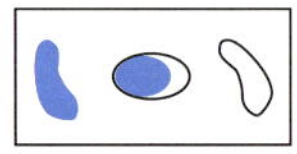

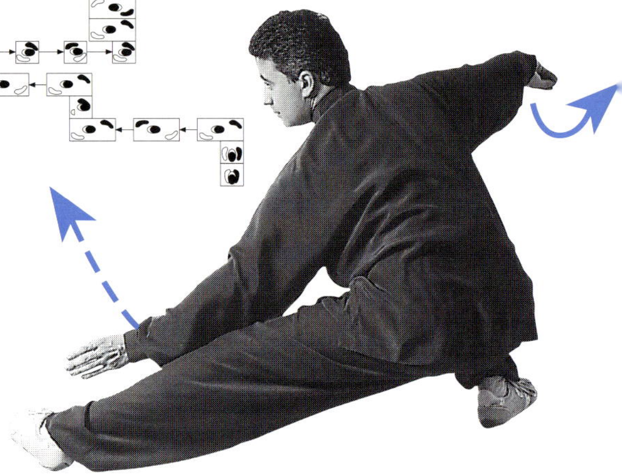

Mouvement 129 : se lever en suivant le mouvement circulaire vers le haut et arriver dans la position de l'archer Gong bu. Garder la main gauche devant le genou, la paume tournée vers le nord et le pouce ouvert, comme s'il devait soutenir un bras. Tourner le bras droit, les doigts toujours rassemblés et tournés vers le haut, la main à proximité du fessier droit.
Respiration : finir l'expiration.

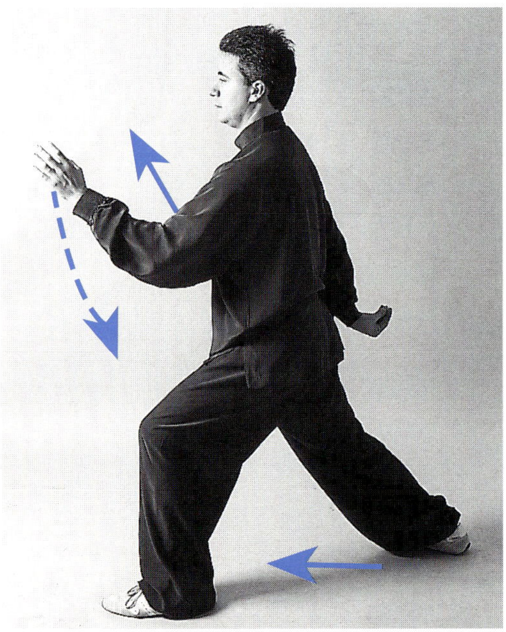

Mouvement 130 : déplacer le poids sur la jambe gauche et avancer la jambe droite. Lever le bras droit et abaisser le bras gauche en même temps.
Respiration : inspirer.

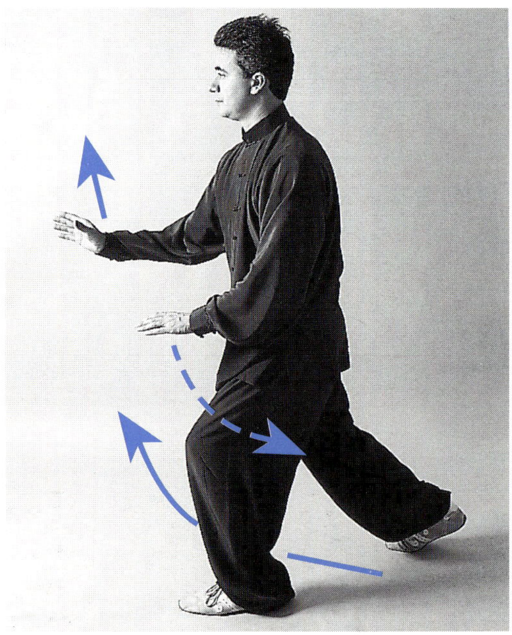

Mouvement 131 : lever le genou droit en restant en équilibre sur la jambe gauche. Hausser la main droite jusqu'à la hauteur du visage, la paume légèrement incurvée et tournée vers le haut comme pour soutenir un bras. Faire descendre la main gauche au flanc gauche, paume tournée vers le bas.
Respiration : expirer.

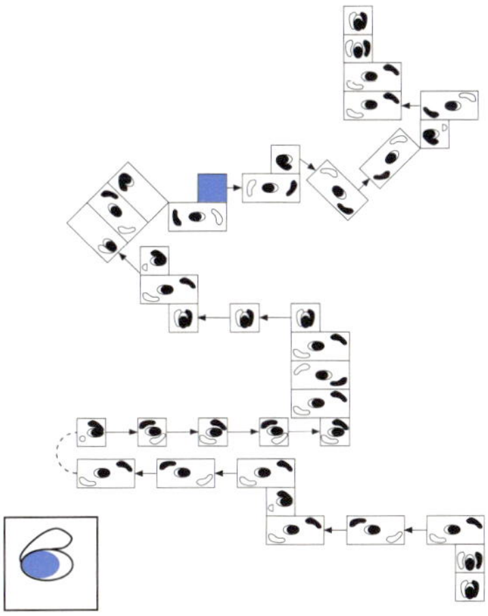

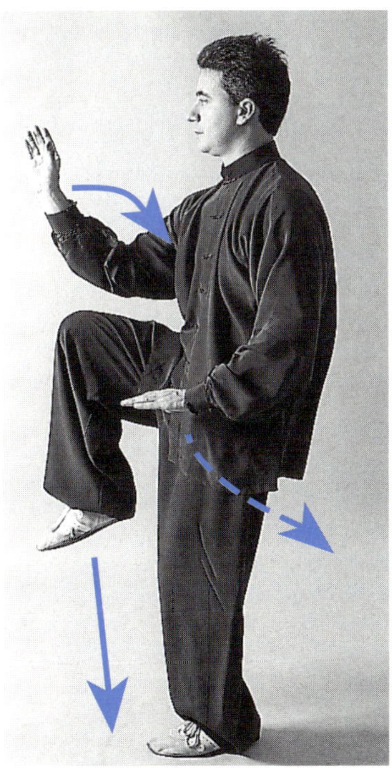

FORME 17

Nom chinois : You xia shi du li, « se ployer à droite et tenir sur une jambe », du mouvement 132 au mouvement 138.

Mouvement 132 : abaisser la jambe droite en tournant le buste vers le sud-ouest. Regarder la main droite devant le visage, commencer à lever la main gauche.
Respiration : inspirer.

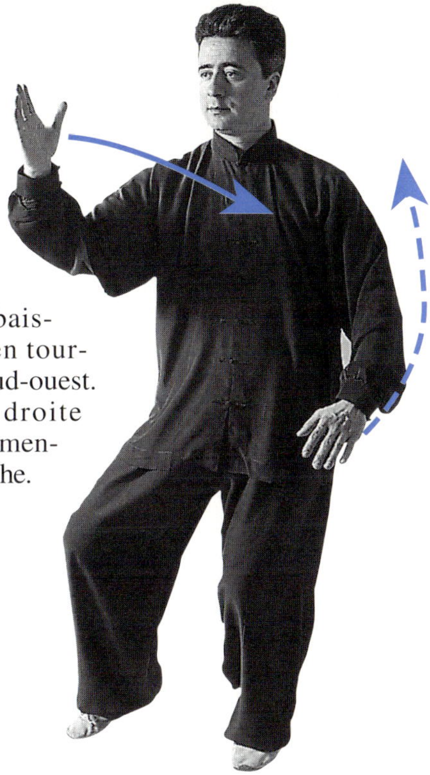

Mouvement 133 : tourner la tête et le tronc vers le sud-est. Garder le poids sur la jambe gauche, la pointe du pied droit étant appuyée au sol. Lever la main gauche jusqu'à la hauteur du visage, les doigts fermés en grappe. Lever la main droite, la faire passer devant le visage, puis sur le côté gauche.
Respiration : continuer l'inspiration.

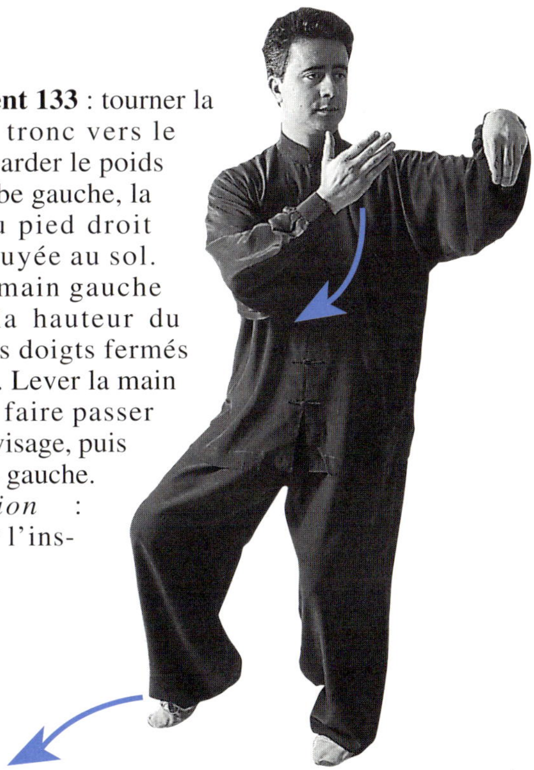

Mouvement 134 : avancer la jambe droite en appuyant le talon au sol, la pointe du pied tournée vers le sud. Regarder au sud-est vers la main gauche.
Respiration : continuer l'inspiration.

Mouvement 135 : descendre en position Pu bu, la jambe droite tendue vers l'ouest et la gauche fléchie. La main droite est au-dessus de la jambe et la gauche au sud-est, fermée en grappe.
Respiration : finir l'inspiration.

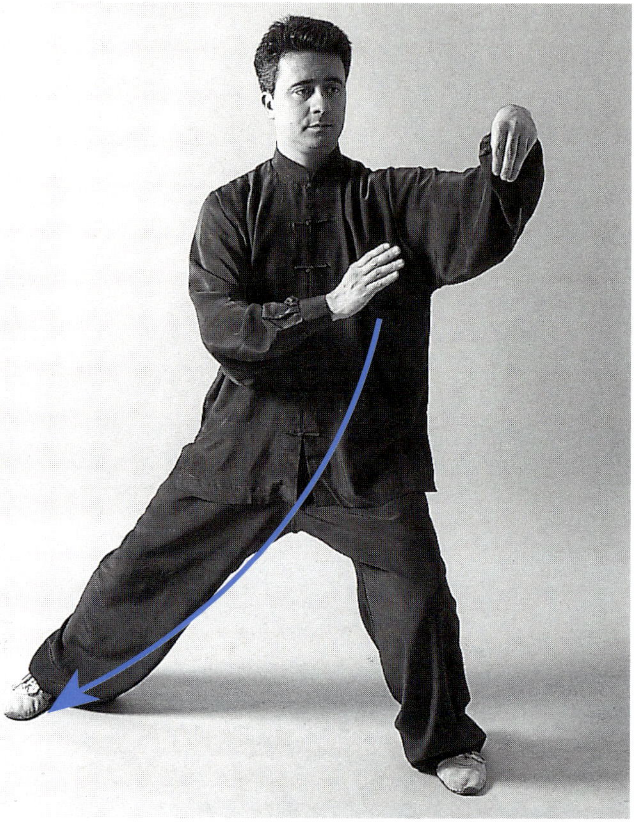

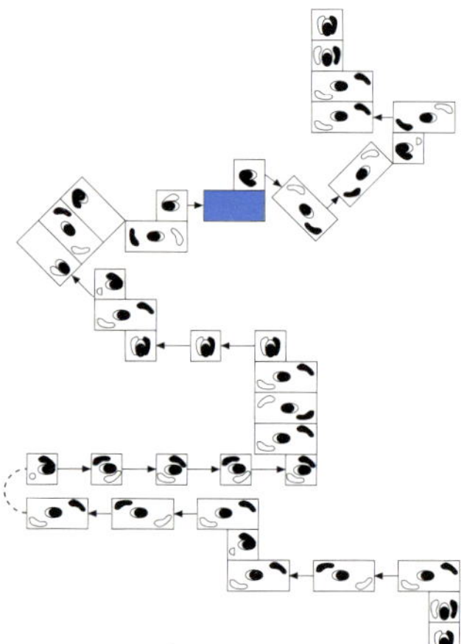

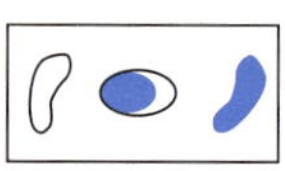

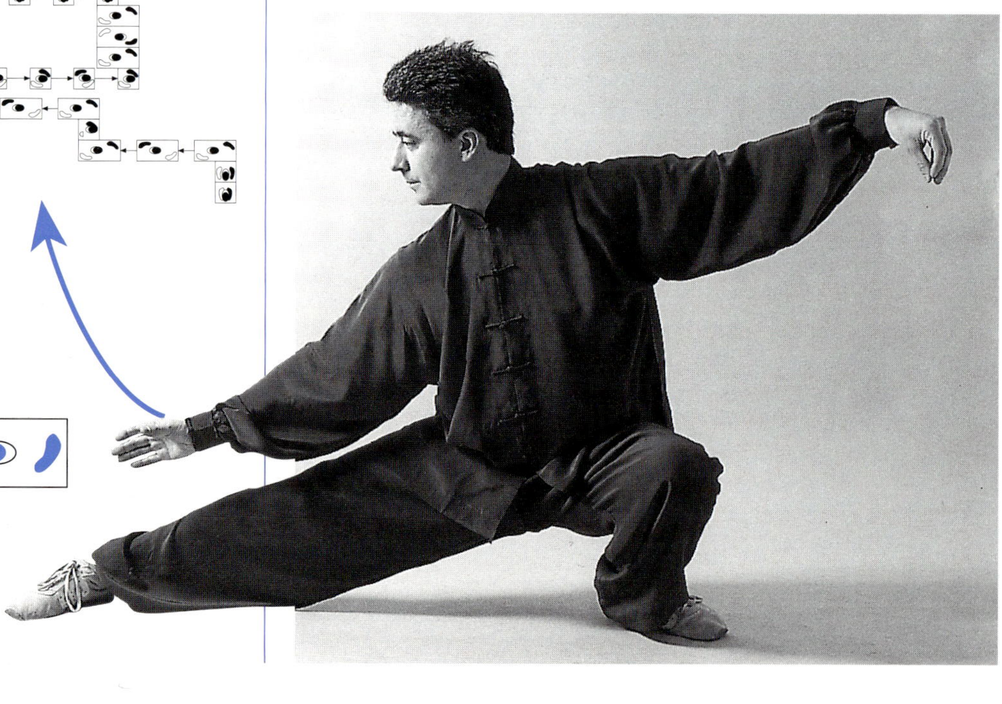

Mouvement 136 : monter en position Gong bu en faisant porter le poids du corps sur la jambe droite. Garder la main droite devant le visage, la paume tournée vers l'intérieur en direction du sud et la main gauche à proximité du fessier droit, les doigts unis et tournés vers le haut.
Respiration : expirer.

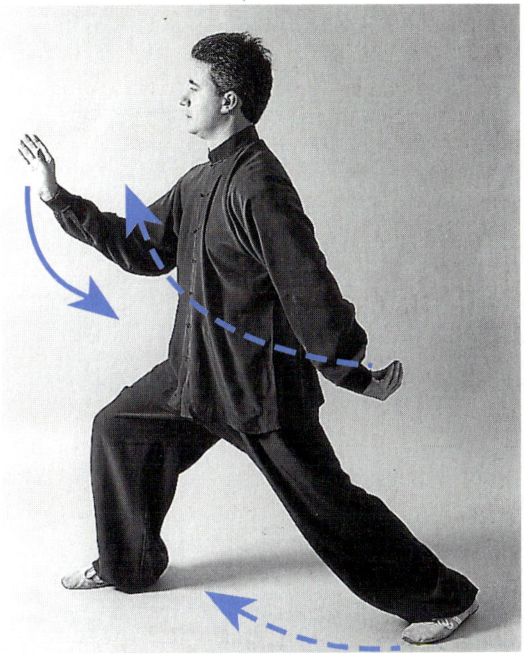

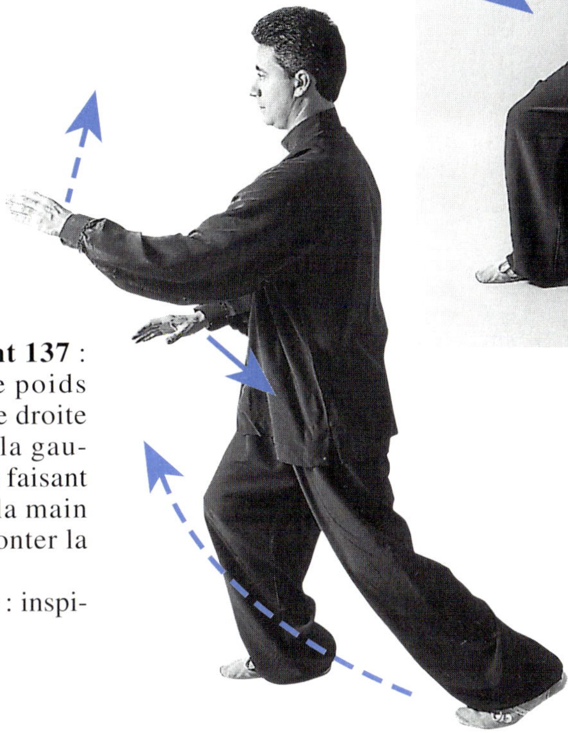

Mouvement 137 : déplacer le poids sur la jambe droite et avancer la gauche, tout en faisant descendre la main droite et monter la gauche.
Respiration : inspirer.

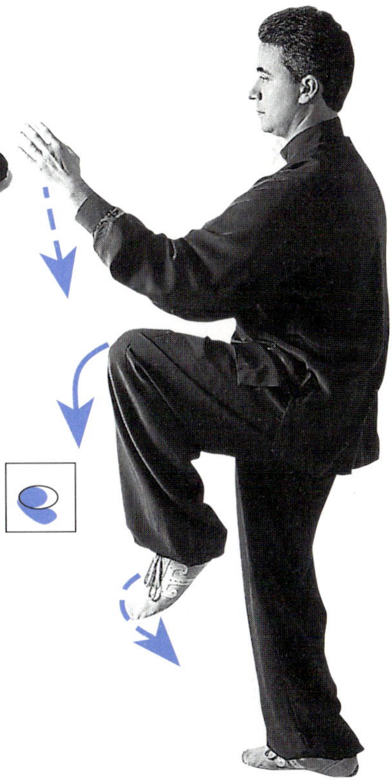

Mouvement 138 : lever le genou gauche, le corps en équilibre sur la jambe droite. Lever la main gauche jusque devant le visage, la paume tournée vers le haut, comme pour soulever un bras.
Dans le même temps, la main droite descend et se place le long du flanc droit, la paume regardant vers le bas.
Respiration : expirer.

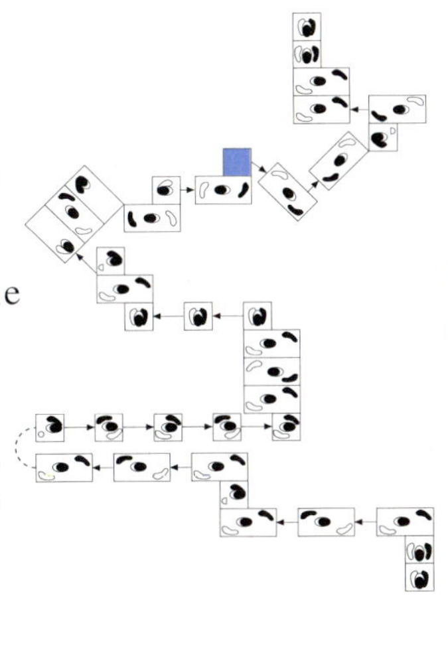

SEPTIÈME SECTION

FORME 18

Nom chinois : Zuo you chuan suo, « gauche droite tirer la manette », du mouvement 139 au mouvement 149.

Mouvement 139 : tourner le corps vers le sud-ouest et abaisser doucement le pied gauche, la pointe tournée vers le sud-ouest. Dans le même temps, lever la main gauche et abaisser la droite, les paumes se regardant.
Respiration : inspirer.

Mouvement 140 : descendre le pied gauche et faire porter le poids du corps dessus. Placer les mains comme pour tenir un ballon. Regarder au sud-ouest.
Respiration : continuer l'inspiration.

Mouvement 141 : déplacer le poids sur la jambe gauche et rapprocher le pied droit en exécutant une position Ting bu. Garder le pied droit tourné au nord-ouest et regarder dans la même direction. Commencer une rotation avec les mains.
Respiration : finir l'inspiration.

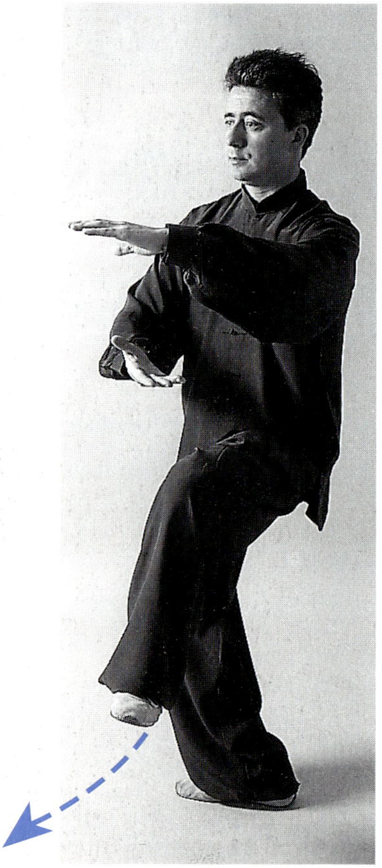

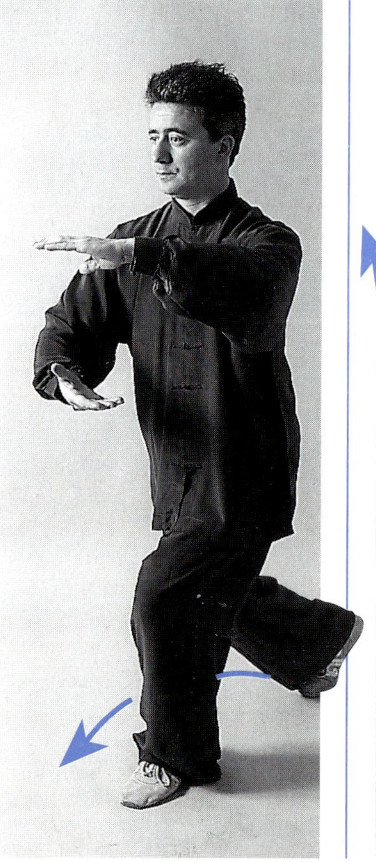

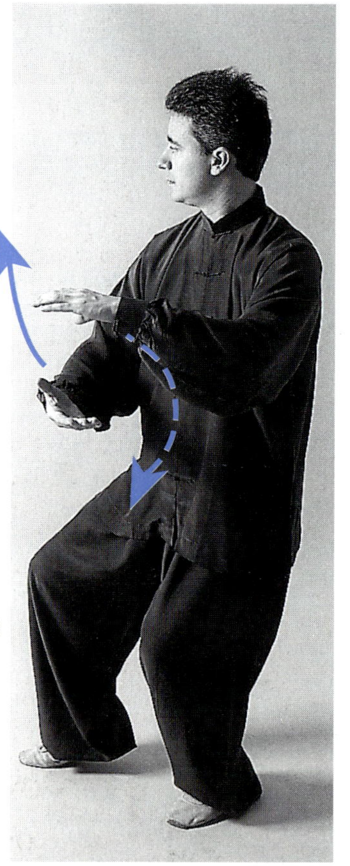

Mouvement 142 : déplacer la jambe droite vers le nord-ouest en appuyant d'abord le talon à terre. Lever la main droite jusqu'à la hauteur du front, la paume vers l'intérieur, et commencer une poussée de la main gauche du bas vers le haut.
Respiration : expirer.

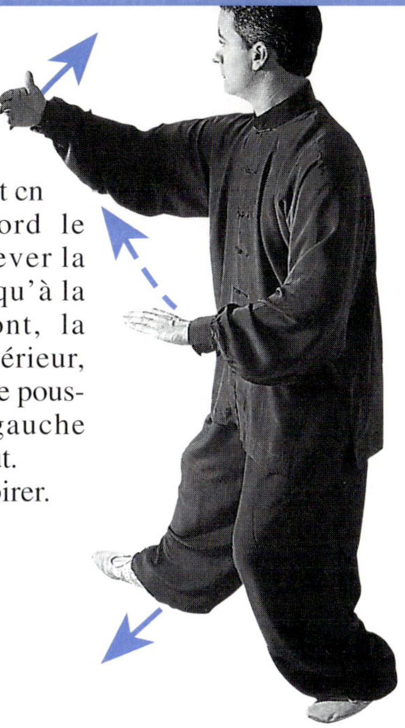

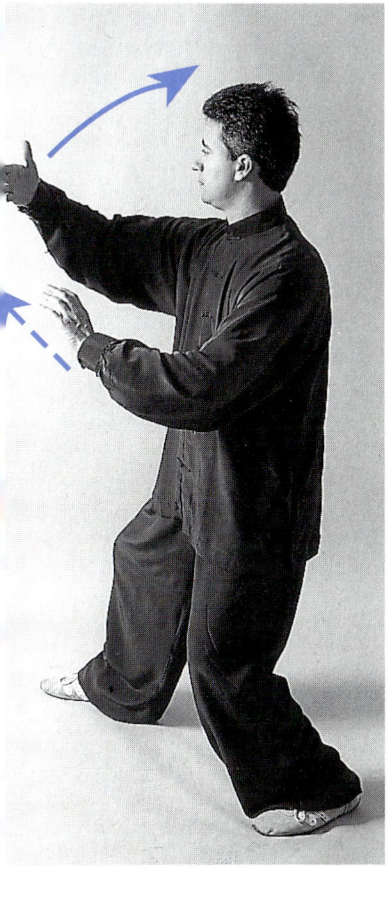

Mouvement 143 : appuyer la plante du pied droit au sol, puis continuer à déplacer le poids vers l'avant. Poursuivre la rotation des bras.
Respiration : continuer l'expiration.

Mouvement 144 : déplacer le poids sur la jambe droite en exécutant une position de l'archer Gong bu vers le nord-ouest. Amener le bras droit devant le front, la paume de la main tournée vers l'extérieur.
Pousser de la main gauche dans la même direction en allongeant le bras.
Respiration : finir l'expiration.

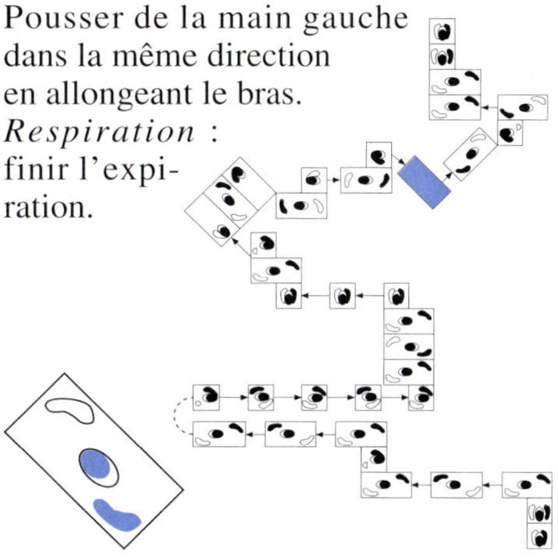

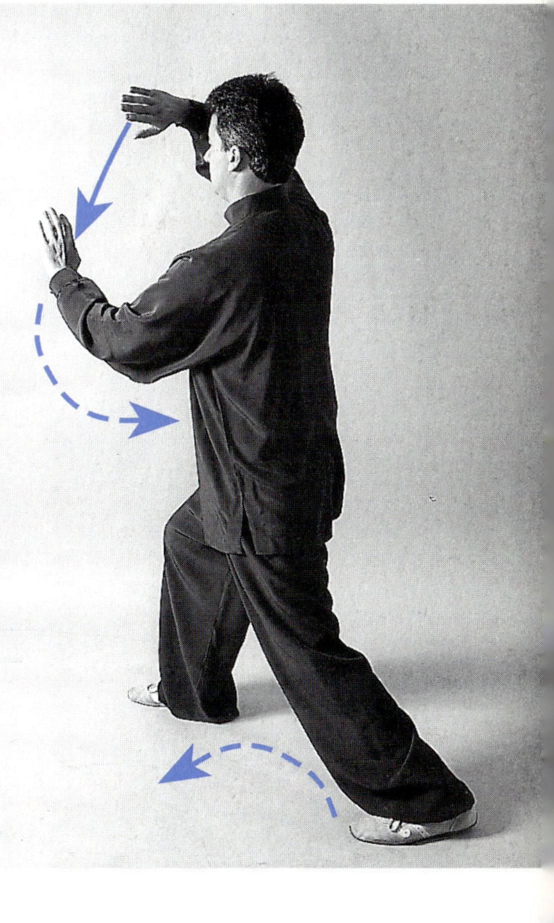

Mouvement 145 : faire porter le poids sur la jambe droite et avancer la jambe gauche. Tourner la tête vers le sud-ouest, fermer les mains, les paumes tournées l'une vers l'autre.
Respiration : inspirer.

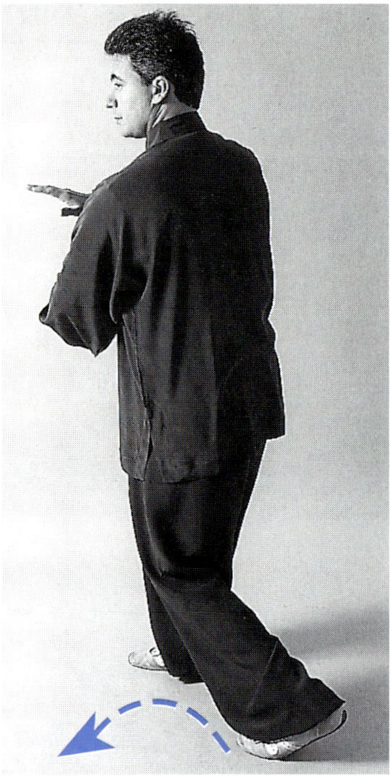

Mouvement 146 : déplacer la jambe gauche en avant en exécutant une position Ting bu, la pointe du pied tournée au sud-ouest. Placer les mains comme pour tenir un ballon en direction du nord-ouest.
Respiration : finir l'inspiration.

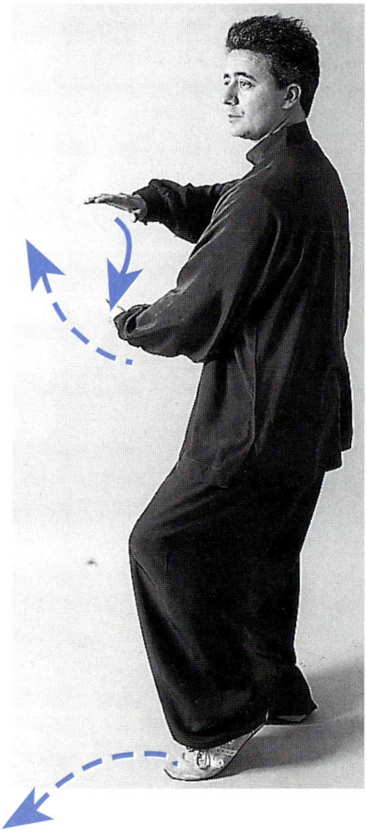

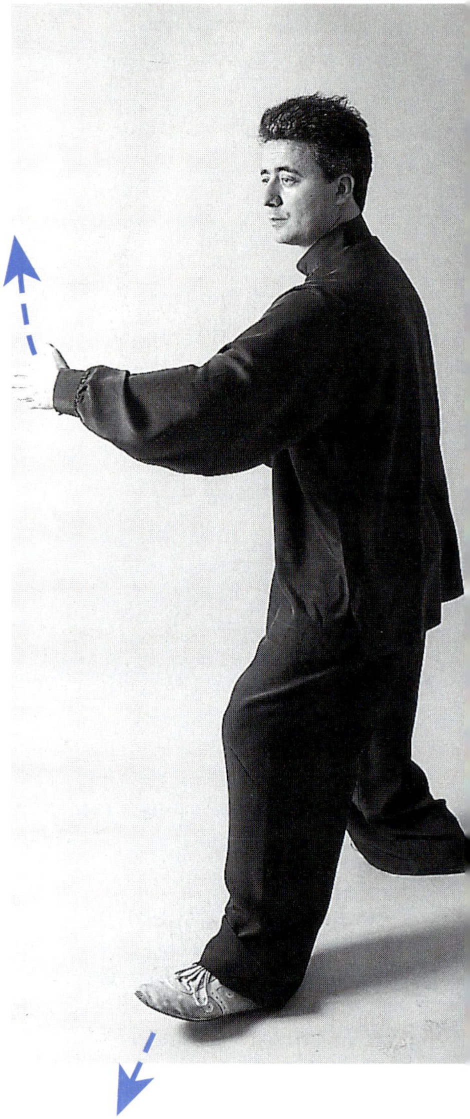

Mouvement 147 : déplacer la jambe gauche en direction du sud-ouest en appuyant le talon au sol. Dans le même temps, commencer à lever le bras gauche et placer la main droite en bas, prête à pousser dans la même direction.
Respiration : expirer.

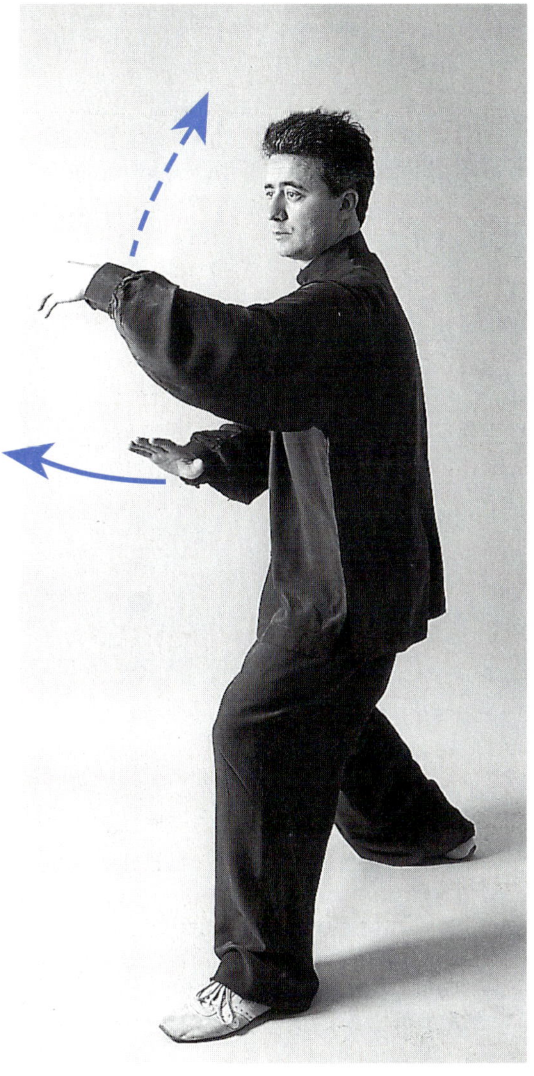

Mouvement 148 : appuyer la plante du pied gauche et continuer de lever le bras gauche, la paume de la main tournée vers l'intérieur. Avancer la main droite, la paume tournée en direction du sud-ouest.
Respiration : continuer l'expiration.

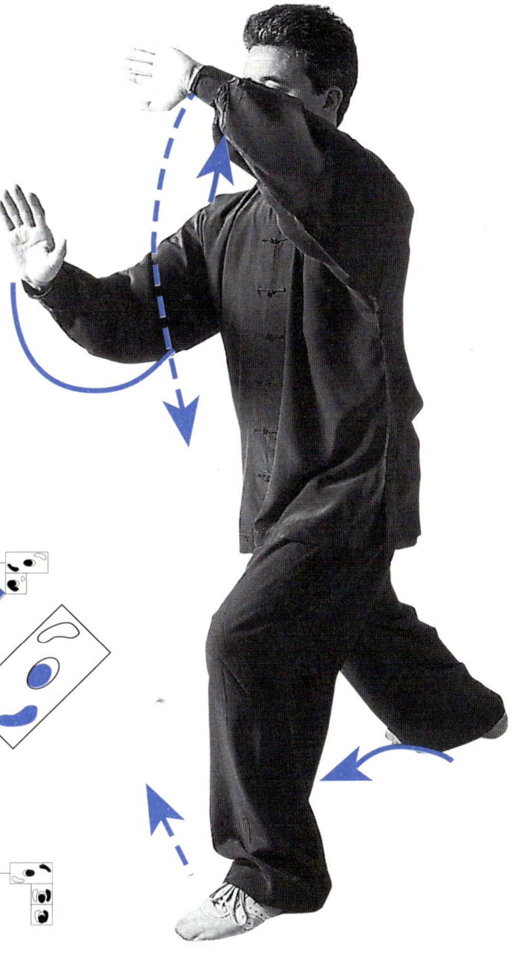

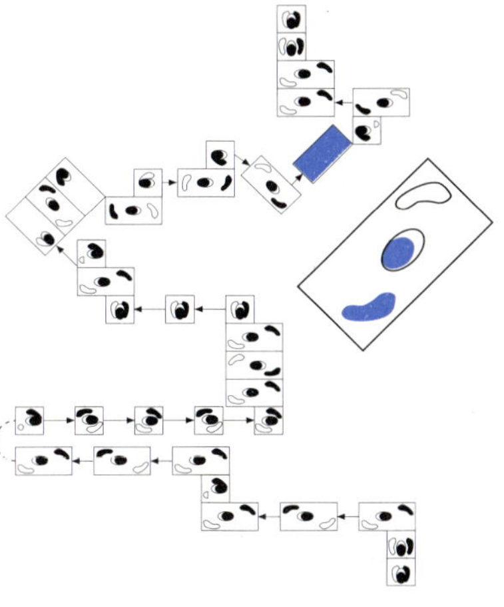

Mouvement 149 : déplacer le poids sur la jambe gauche en exécutant une position Gong bu. Dans le même temps, lever le bras gauche jusque devant le front et pousser de la main droite.
Respiration : finir l'expiration.

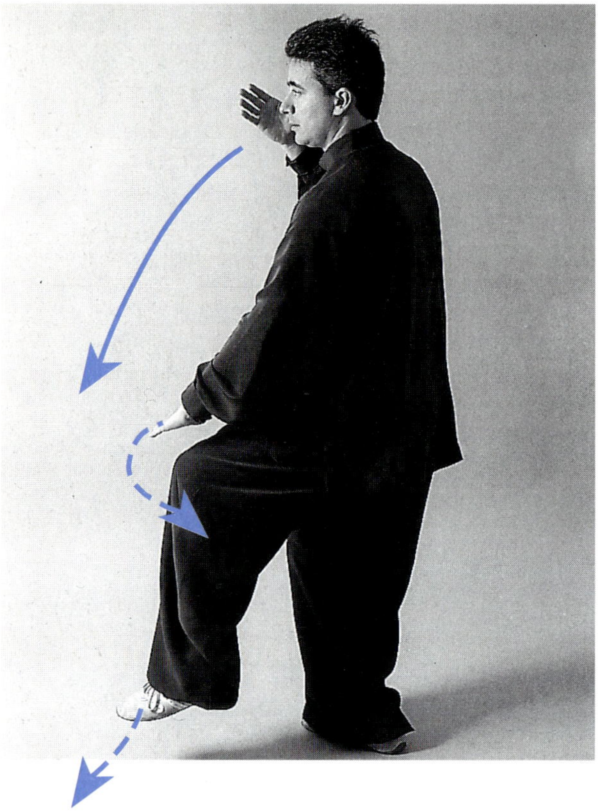

FORME 149

Nom chinois : Hai di zhen, « l'aiguille au fond de l'océan », du mouvement 150 au mouvement 151.

Mouvement 150 : déplacer le poids sur la jambe gauche et tourner le corps à l'ouest, tandis que la jambe droite s'avance pour faire un pas vide (Xu bu). Regarder en direction du nord-est, en suivant des yeux d'abord le mouvement de la main gauche, puis celui de la main droite. Poursuivre la rotation de la main droite jusqu'à l'amener près du visage, la paume tournée vers l'intérieur, et regarder à l'ouest. Déplacer la pointe du pied gauche vers l'ouest.
Respiration : finir l'inspiration.

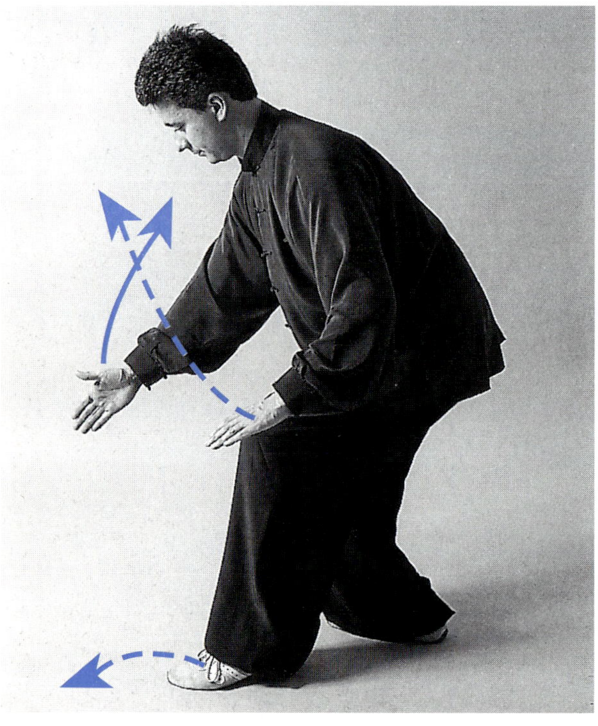

Mouvement 151 : appuyer lentement la pointe du pied gauche tout en s'abaissant, le poids sur la jambe droite. Abaisser la main droite en pointant les doigts en avant vers le sol. Garder la main gauche proche du genou gauche. Le regard se tourne à l'ouest et vers le bas.
Respiration : expirer.
Essence de la technique : utiliser la force d'à-coup Caijing pour descendre, comme si la main s'arrachait littéralement du bras vers le bas.

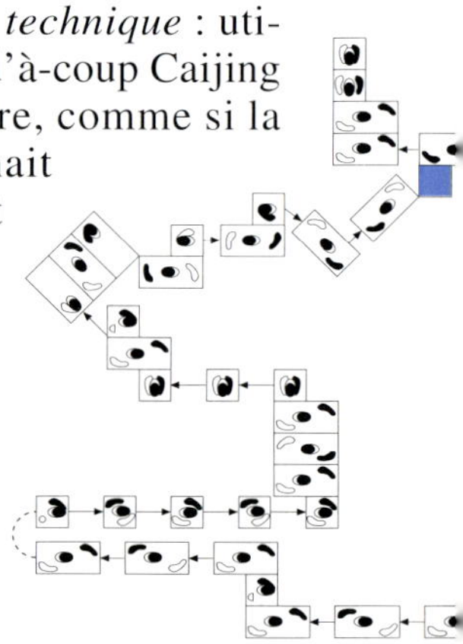

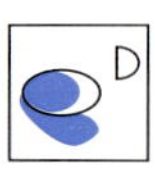

FORME 20

Nom chinois : Shan tong bin, « éventail derrière la colonne », du mouvement 152 au mouvcment 153.

Mouvement 152 : remonter et porter le poids du corps sur la jambe droite. Dans le même temps, lever le bras droit et garder la main gauche près de l'intérieur de l'avant-bras droit, la paume tournée vers le visage.
Respiration : inspirer.

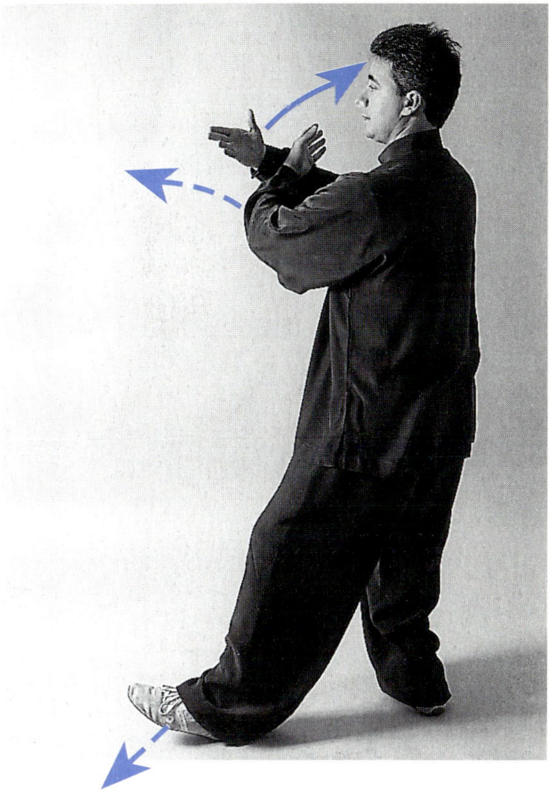

Mouvement 153 : déplacer la jambe gauche à l'ouest et se mettre en position Gong bu. Garder le poids sur la jambe gauche, placer le bras droit au-dessus de la tête, la paume de la main tournée au nord-ouest. La paume de la main gauche est toujours tournée au nord-ouest.
Respiration : expirer.
Essence de la technique : utiliser la force Pengjing comme si les bras s'ouvraient en éventail.

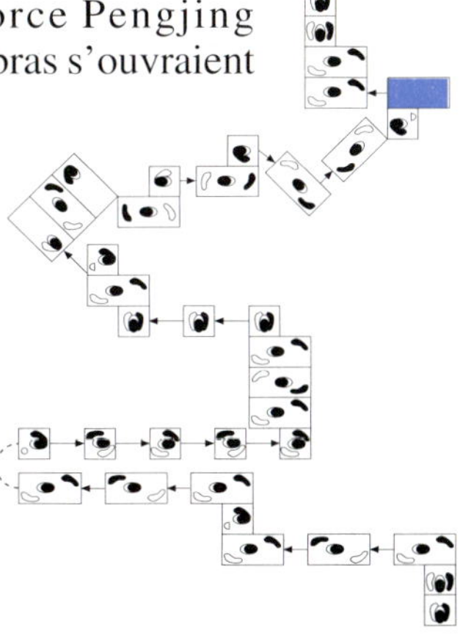

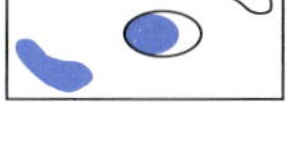

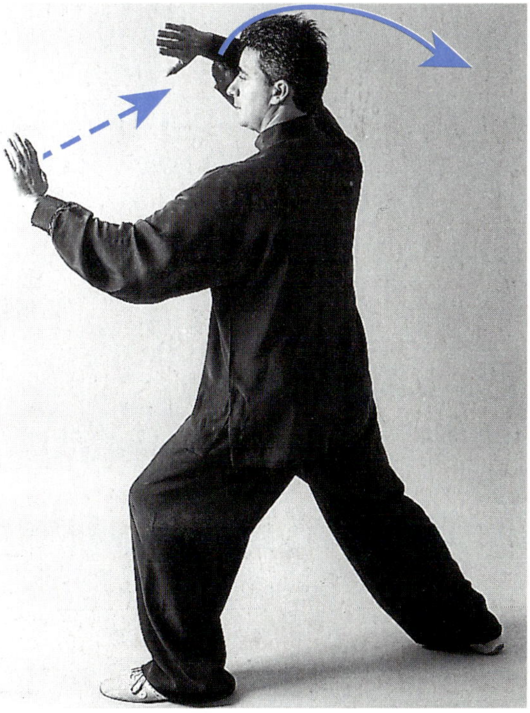

HUITIÈME SECTION

FORME 21

Nom chinois : Zhuan shen ban lan chui, « tourner le corps, dévier, parer et frapper avec le poing », du mouvement 154 au mouvement 160.

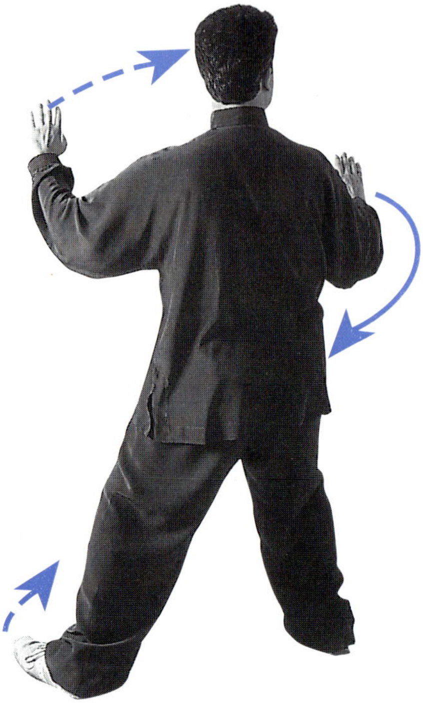

Mouvement 154 : déplacer le poids sur la jambe droite en tournant le corps de 180° en direction de l'est. Diriger le bras droit vers le nord-est en commençant une rotation du haut vers le bas.
Respiration : inspirer.

Mouvement 155 : faire porter le poids du corps sur la jambe gauche. Regarder au nord-est. Placer le bras droit devant l'abdomen, le dos du poing vers le haut et le bras gauche en haut, au-dessus de la tête, la paume tournée au nord.
Respiration : continuer l'inspiration.

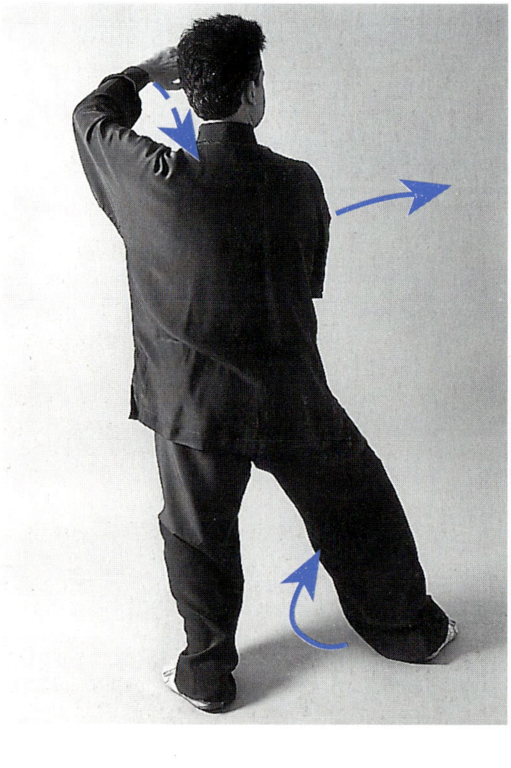

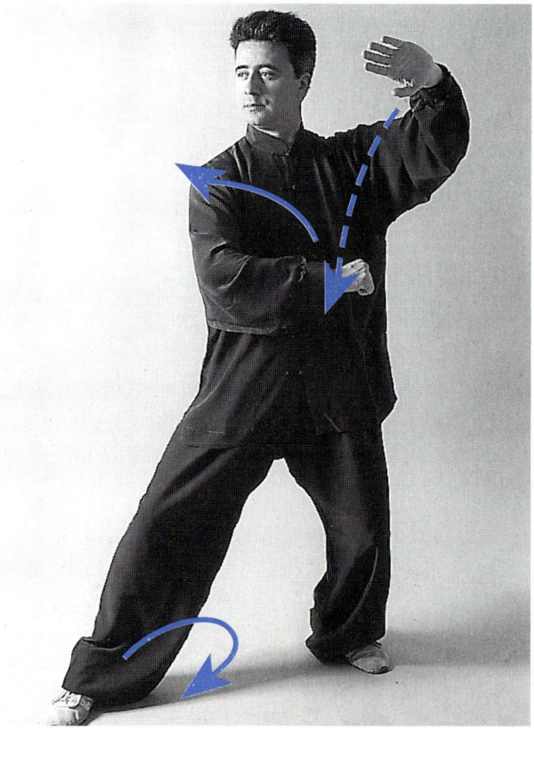

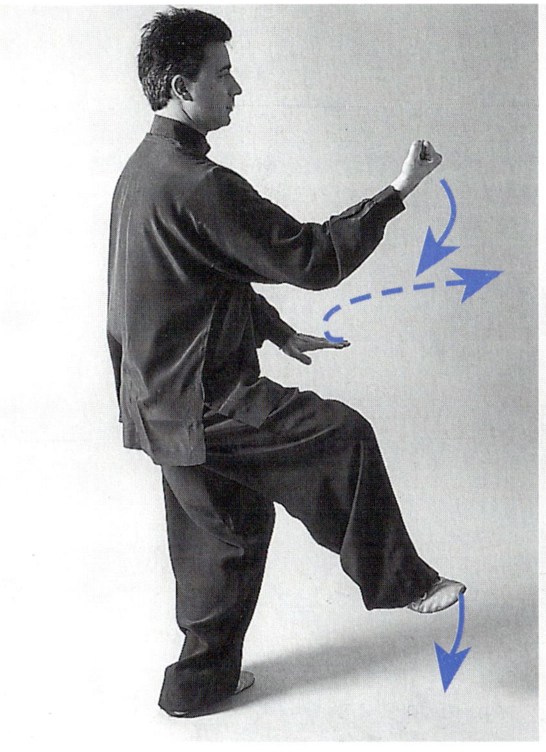 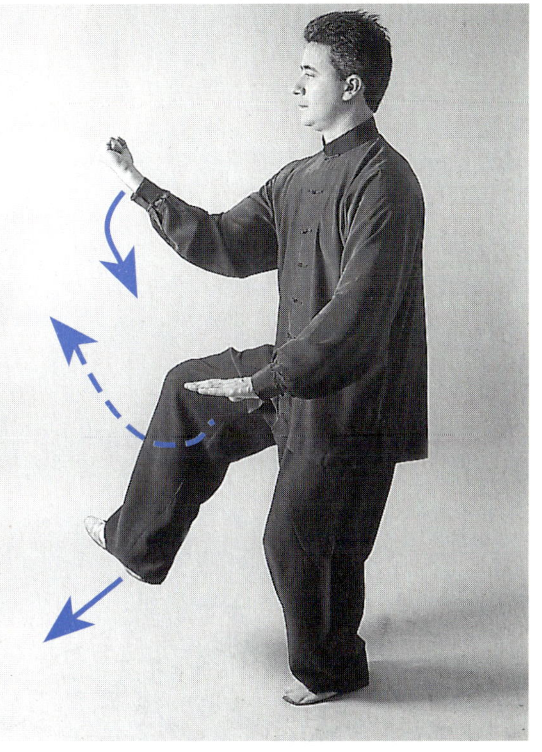

Mouvement 156 : tout le poids du corps reposant sur la jambe gauche, lever la jambe droite, la pointe du pied tournée vers le sud-est. Tourner le tronc à l'est. Le bras gauche descend tandis que le droit monte devant le thorax.
Respiration : continuer l'inspiration.

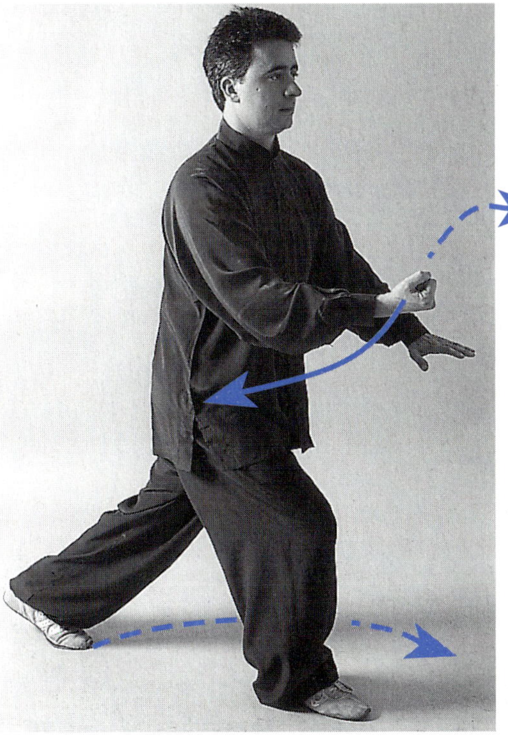

Mouvement 157 : avancer le pied droit en appuyant le talon et fléchir la jambe. Tout en avançant, lever le talon du pied gauche. Commencer avec l'avant-bras droit une rotation horizontale et avancer la main gauche.
Respiration : continuer l'inspiration.

Mouvement 158 : faire porter tout le poids sur la jambe droite et lever le pied gauche. Amener par une rotation l'avant-bras droit au flanc droit et allonger le bras gauche à l'est. Fermer la main droite.
Respiration : finir l'inspiration.

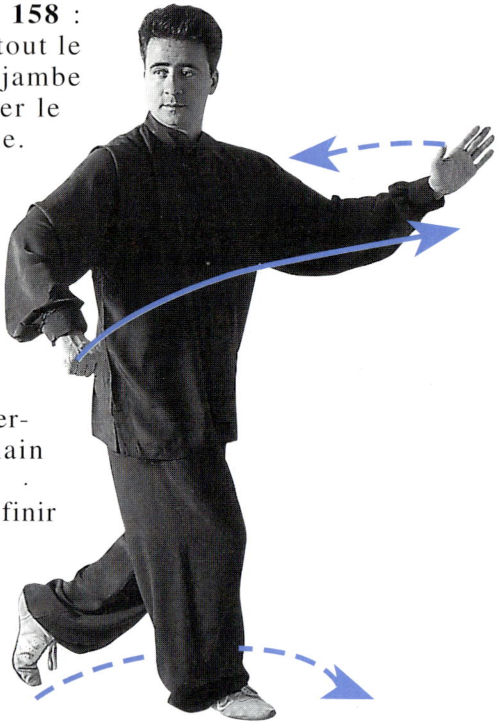

Mouvement 159 : déplacer la jambe gauche en avant en appuyant le talon au sol. Frapper à l'est avec la main droite tout en rapprochant la main gauche du corps, la paume tournée vers le sud.
Respiration : expirer.

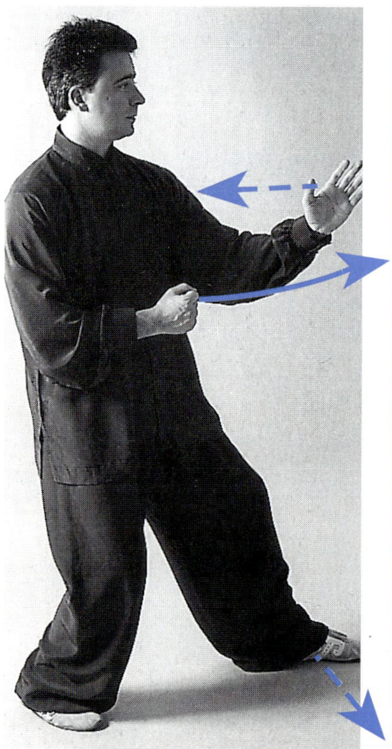

Mouvement 160 : déplacer le poids en avant, suivant la position de l'archer Gong bu, tout en frappant du poing droit vers l'est. Ramener la main gauche près du coude droit, la paume tournée vers le bras.
Respiration : finir l'expiration.

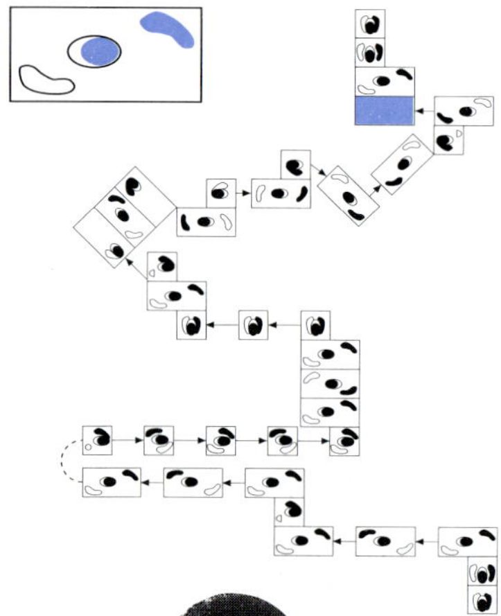

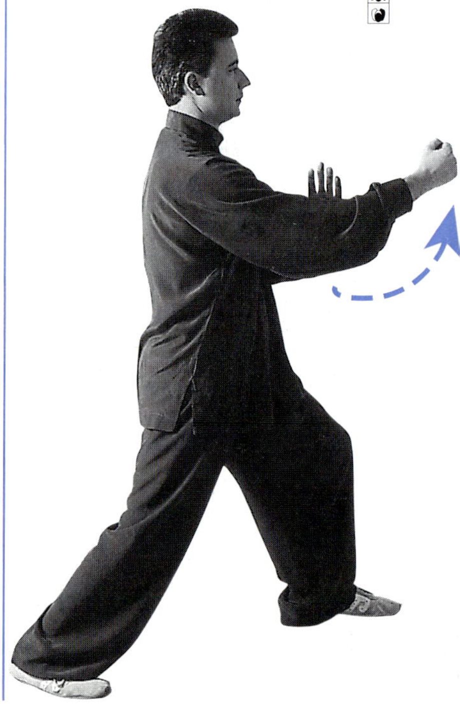

FORME 22

Nom chinois : Ru feng si bi, « fermeture apparente », du mouvement 161 au mouvement 164.

Mouvement 161 : déplacer légèrement le poids sur la jambe droite tout en faisant pivoter la main gauche sous l'avant-bras droit. Ouvrir le poing droit, la paume tournée vers le haut. *Respiration* : inspirer.

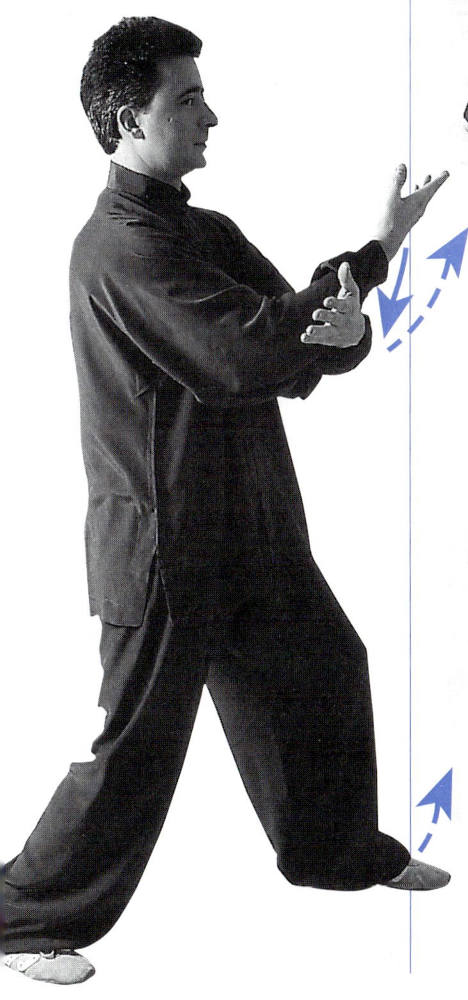

Mouvement 162 : rester dans la même position et ouvrir les bras vers l'extérieur. *Respiration* : continuer l'inspiration.

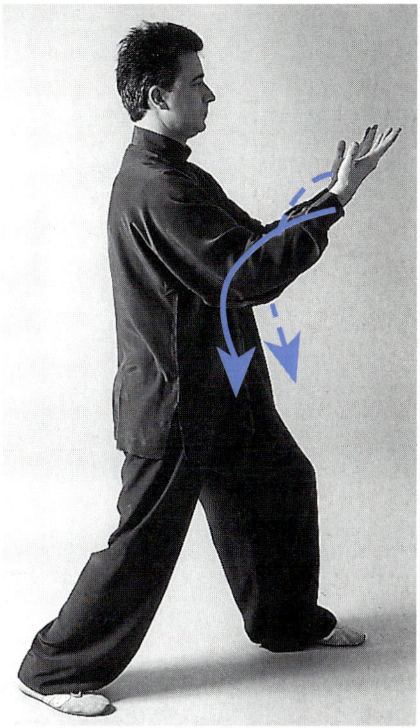

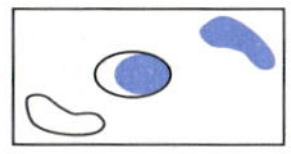

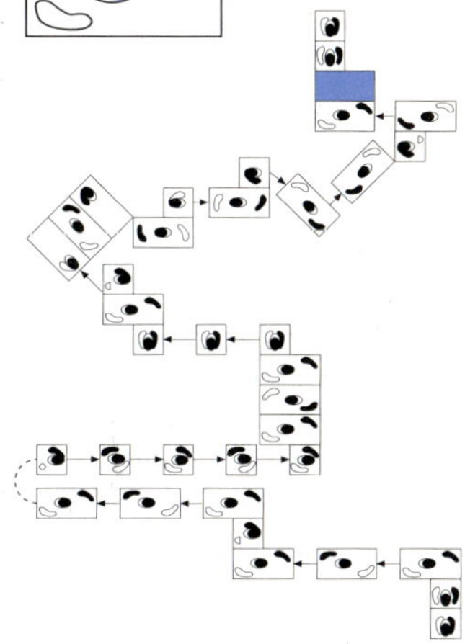

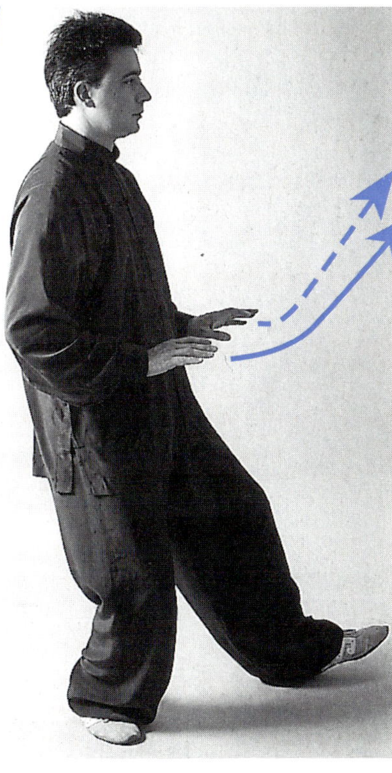

Mouvement 163 : faire porter le poids sur la jambe droite et ramener les mains en bas, près des flancs, en gardant la paume de la main gauche tournée vers l'est. *Respiration* : expirer.

Mouvement 164 : faire porter le poids sur la jambe gauche en exécutant la position de l'archer Gong bu vers l'est tout en poussant avec les bras.
Respiration : finir l'expiration.

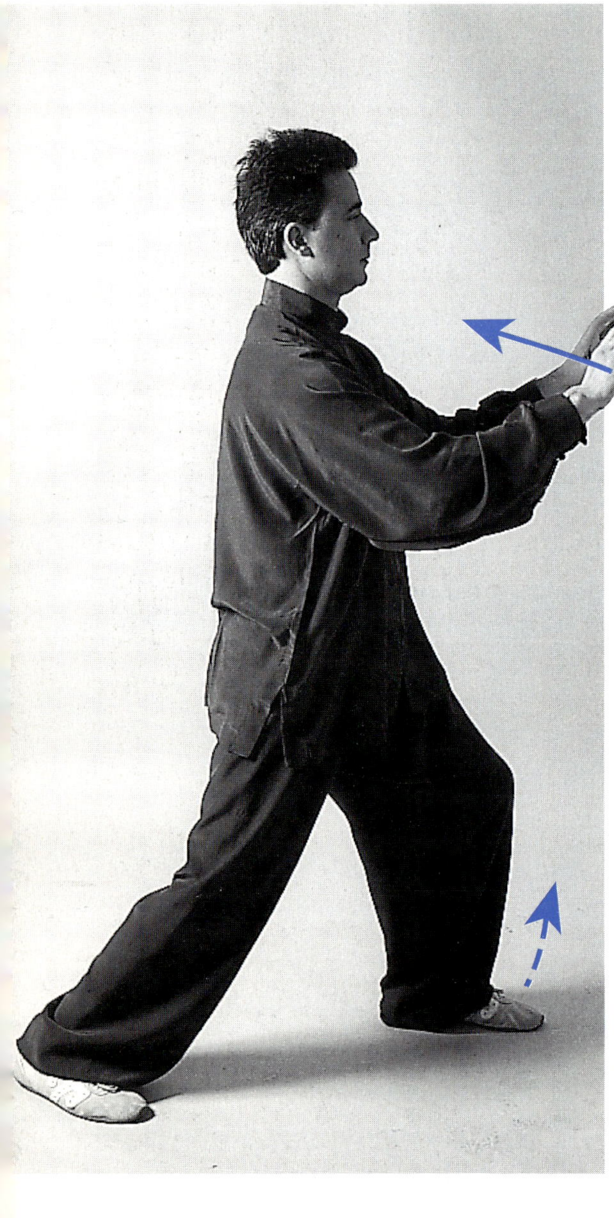

FORME 23

Nom chinois : Shi zi shou, « mains croisées », du mouvement 165 au mouvement 168.

Mouvement 165 : tourner le corps en direction du sud-est en déplaçant le poids sur la jambe droite. Dans le même temps, ouvrir les bras.
Respiration : inspirer.

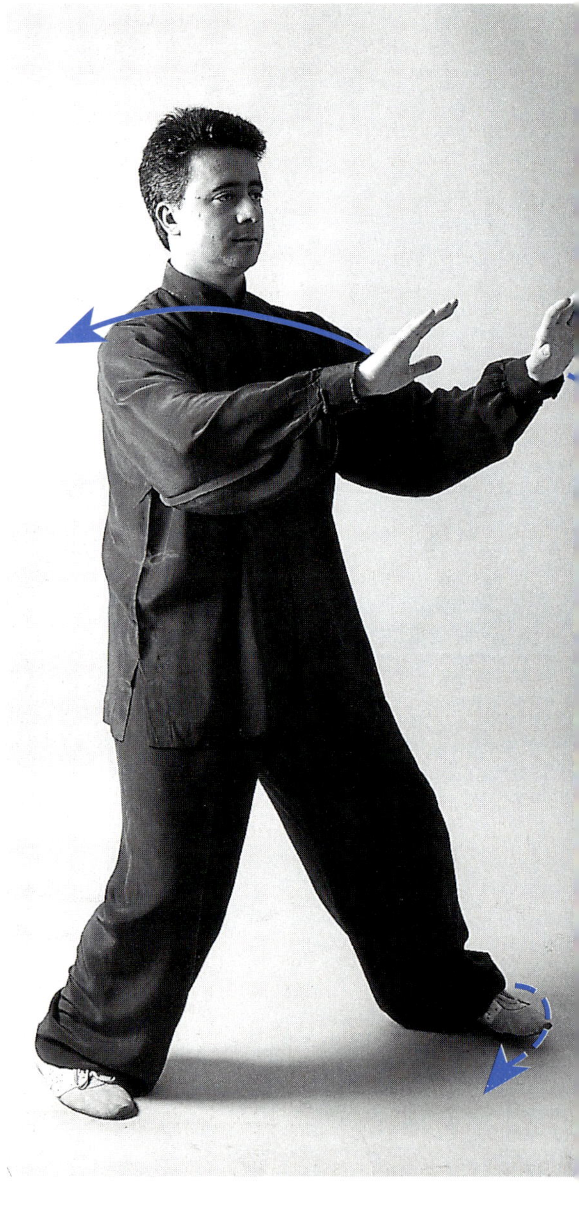

Mouvement 166 : déplacer le poids sur la jambe droite en direction du sud-ouest. Dans le même temps, tourner la pointe du pied dans la même direction. Continuer d'ouvrir les bras en maintenant les trois coordinations du tai chi chuan. Garder les paumes des mains tournées au sud.
Respiration : continuer l'inspiration.

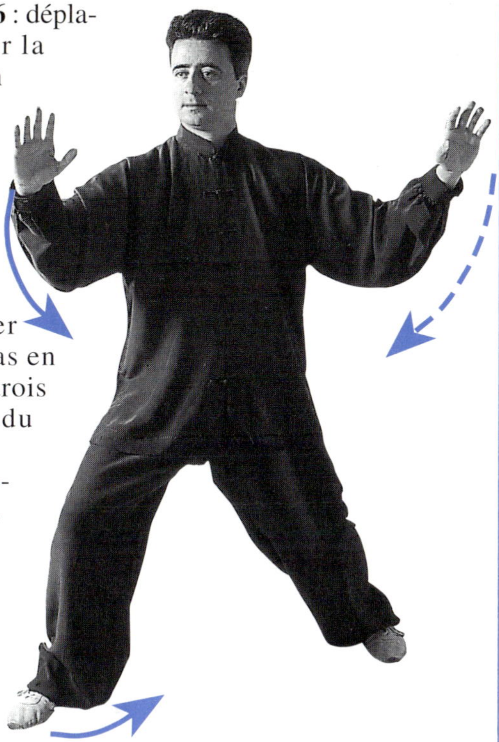

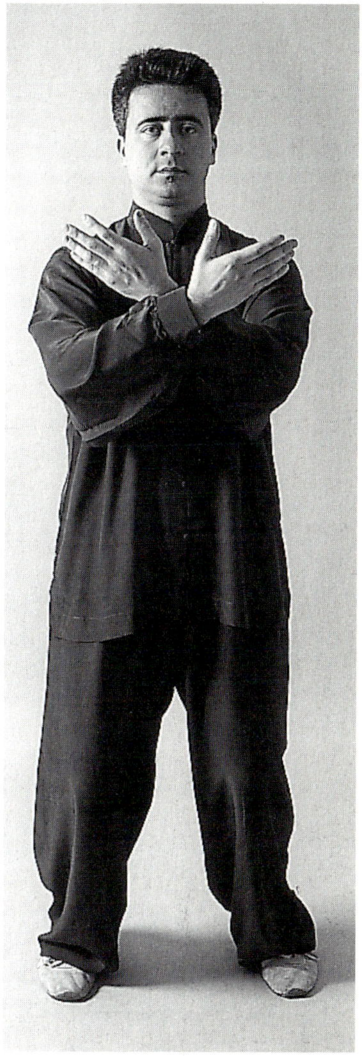

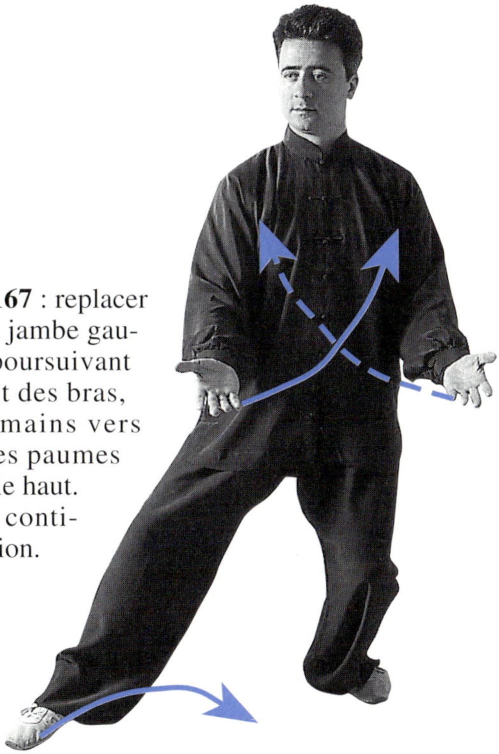

Mouvement 167 : replacer le poids sur la jambe gauche. Tout en poursuivant le mouvement des bras, abaisser les mains vers l'abdomen, les paumes tournées vers le haut.
Respiration : continuer l'inspiration.

Mouvement 168 : approcher la jambe droite de la gauche et rejoindre la position droite, la distance entre les pieds devant égaler la largeur des épaules. Croiser les mains devant la poitrine, la main droite à l'extérieur et les paumes tournées vers l'intérieur.
Respiration : expirer.
Essence de la technique : utiliser la force Pengjing pour repousser vers l'extérieur avec les mains croisées.

FORME 24

Nom chinois : Shou shi, « fermeture », du mouvement 169 au mouvement 171.

Mouvement 169 : ouvrir les mains à l'extérieur en allongeant les bras à la hauteur des épaules, les paumes tournées vers le sol.
Respiration : inspirer.

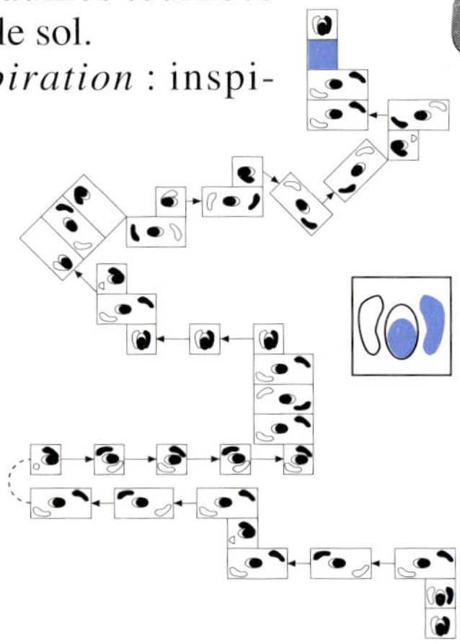

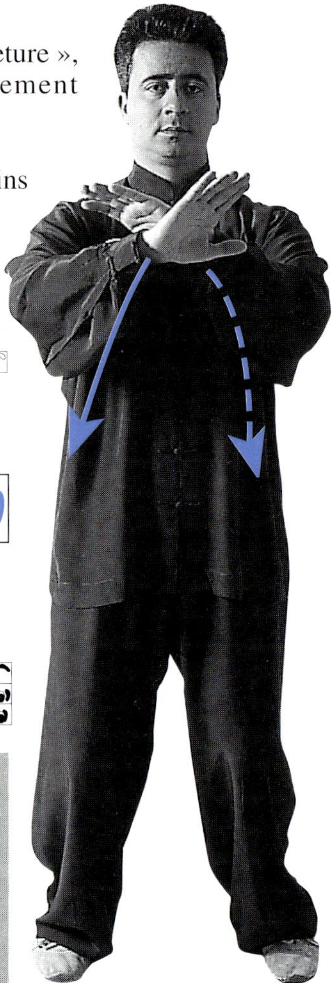

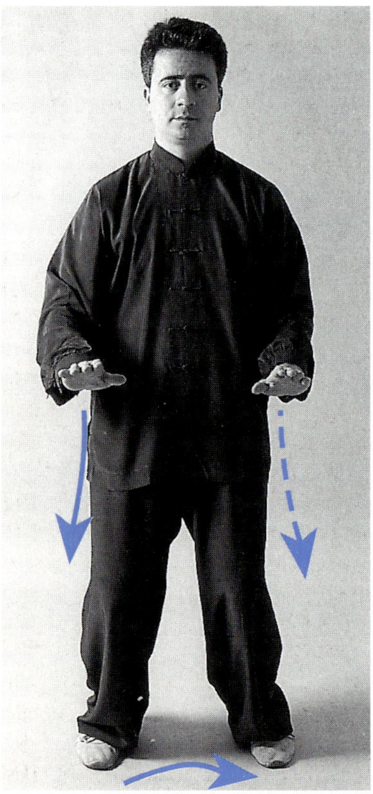

Mouvement 170 : tirer les mains vers le corps et les faire descendre doucement jusqu'à la hauteur du Dan tian. Plier les genoux.
Respiration : expirer.

Mouvement 171 : déplacer le pied droit à l'est en rejoignant la position initiale, les pieds joints. Placer les mains le long des flancs.
Références taoïstes : retourner à l'état de Wu qi.

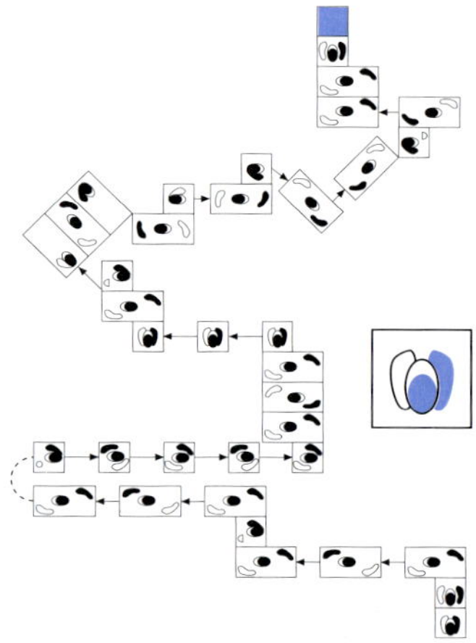

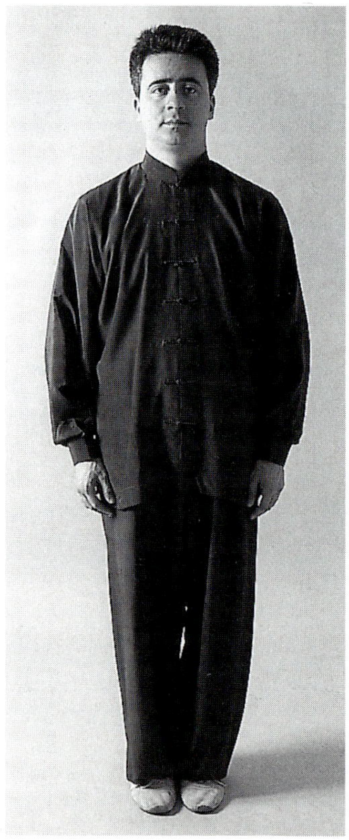

TABLE DES MATIÈRES

Achevé d'imprimer en octobre 2003
à Milan, Italie,
sur les presses de Grafiche Milani

Dépôt légal : octobre 2003
Numéro d'éditeur : 8380